易学、易记、易考、易用

中医诊断学四易口诀

主编　周宿志　李玉芬
主审　周礼伯

中国健康传媒集团
中国医药科技出版社

内 容 提 要

　　《中医诊断学四易口诀》配合高等医药院校中医教材，将中医诊断学的内容按考试和临床的要求编成口诀，采用口诀与注释相结合的形式编写而成。口诀紧扣教材，便于读者记忆、理解，适用于教学之需、自学之需、考试之需与临床之需。易学、易记、易考、易用，使中医药院校学生、临床中医师、中药师及中西医结合医师学习中医知识变得易懂而好学。

图书在版编目（CIP）数据

中医诊断学四易口诀／周宿志，李玉芬主编.—北京：中国医药科技出版社，2017.8
ISBN 978-7-5067-9546-3

Ⅰ.①中…　Ⅱ.①周…②李…　Ⅲ.①中医诊断学—基本知识　Ⅳ.①R241

中国版本图书馆 CIP 数据核字（2017）第 206963 号

美术编辑　陈君杞
版式设计　张　璐

出版　**中国健康传媒集团** | **中国医药科技出版社**
地址　北京市海淀区文慧园北路甲 22 号
邮编　100082
电话　发行：010-62227427　邮购：010-62236938
网址　www. cmstp. com
规格　787×1092mm ⅟₁₆
印张　10¼
字数　223 千字
版次　2017 年 8 月第 1 版
印次　2019 年 11 月第 2 次印刷
印刷　三河市航远印刷有限公司
经销　全国各地新华书店
书号　ISBN 978-7-5067-9546-3
定价　**28.00 元**

获取新书信息、投稿、为图书纠错，请扫码联系我们。

序

　　早期医学教育机构的创立，发端于南北朝时期。《唐六典》记载宋元嘉二十年，太医令秦承祖奏置医学，以广传授，秦承祖是创立医学教育机构的始祖。隋唐时期皆设置太医署，开展其正规的医学教育，且唐代太医署已具备较完善的教育体制，教学人员及学生都有明确的编制，各府、州亦仿照太医署建立地方性医校。宋金元时期开办了医学教育，还建立了考试、奖惩、破格录用等制度。

　　清代医学教育于1749年《医宗金鉴》刊行后，即用《医宗金鉴》作为教科书，一直沿续到清末。《医宗金鉴》为清政府编纂的医学丛书，其中《四诊心法要诀》《杂病心法要诀》《妇科心法要诀》《幼科杂病心法要诀》《外科心法要诀》《正骨心法要诀》《眼科心法要诀》等，都是采用歌诀体裁编著，使学者熟书明理，易于理解，便于诵记。民国年间，中医界的有识之士为抵制政府对中医的歧视压制和西方列强的文化侵略，开办中医学校，培养中医人才，为发展中医药写下了可歌可泣的历史。

　　为适应中医药教育和临床的需要，国家先后组织由全国著名中医药学专家，编写出版了系统的中医药类高等教材。本套丛书就是根据这套高等教材中的中医基础理论、中医诊断学、内科学、妇科学、儿科学、外科学、眼科学、耳鼻喉科学等学科的内容，系统地编成了口诀，后列注释。口诀包含的内容紧贴教材，顺诀释义便能理解、熟悉教材；若能进一步诵记口诀，便能促其熟练掌握教材内容。因本口诀易学、易懂、易记、易考、易用，按此诀背记、对照教材理解，可助学员熟练中医的理、熟练中医的证，为自己成为优秀中医人才打好牢固而准确的基础。

　　为解决学习中医学各科内容广博，难于记忆和熟练掌握的问题，周礼伯医师团队作了近二十年艰辛的尝试，编著四易口诀，推广利用"口诀法"学习中医学。

　　此套丛书把中医复杂而深奥的理论用口诀浅显易懂、提纲挈领地表述了出来，让学习中医者易于学习理解和掌握运用，势将获得良好效果。这对于继承、弘扬中医学，促进祖国医学的广泛传播与发展，培养国内外中医优秀人才，无疑会起到十分积极的作用。

　　对此，我甚感欣慰。乐于为之作序。

成都中医药大学教授　李大琦

前　言

　　中医理论与临床、思维与经验、整体与局部的高度一致性，充分体现了中医学的科学性，是中医顽强生命力的坚实基础，是中医学能发挥其神奇疗效的源泉。

　　根据高等医药院校中医教材，本书按照《中医诊断学》必须掌握的相关知识的重点、难点、疑点等进行了揉融综合，尽量将诸多知识结合点嵌融入本书口诀的内容中。本书精简、实用，采用口诀与注释相结合的形式编写而成，口诀内容具有实用性、权威性和科学性。

　　《中医诊断学四易口诀》适合于教学需要、自学需要、考试需要和临床需要。口诀具有"新、齐、精、韵、灵"的特点。"新"是创新、新颖，不拘于前人，皆属创新编写，清楚易记，不易混淆，尤宜考试与临床。"齐"是齐而博，对凡属临床必需之内容，都进行了新编，齐博而忠实，与前人编的口诀不一样，忠实于教材的核心内容而临床好用。最大限度地减少了易引起混淆及歧义之处，以纯洁记忆，提高记忆质量。"精"是精辟、简洁，不含与临床意义疏远的东西，帮助学习者识记关键内容，以利区别运用或考试。"韵"是押韵，采用人们习惯的七言字诀，力求押韵，好读易记。"灵"是灵活，记得准而用得准，只有在用得准为前提之下的灵活，才能为学习者在未来的临床上提供极佳的知识储备。

　　概言之，本诀有三大优势：一是口诀内容紧贴了高等教材的内容，顺诀释义，即可掌握高等教材书中内容；二是纯洁了记忆，通过学习本书可对教材内容了如指掌；三是方便学习，适用于考试与临床。

　　本书口诀易学、易记、易考、易用，建议读者采用"定背、声背、熟背、节背、牢背、复背、灵背"的方法，具体讲就是：

　　①诵记前，应先将决定要记熟的内容确定下来（对长段者要按意群去预读，决定一口气应该到何处停顿，在此停顿处划上停顿号，以后每次朗诵到此为止），此为固定背记，即定背。

　　②开始朗读，以自己能听清楚的音量为度，即声背。

③将此"一口气内容"反复读，无重字、错字、漏字、添字而又快速准确，谓读熟。熟到刚读完上句，而下句就能顺利读出，则已到能背记的程度，谓熟背。

④此"一口气内容"读熟后，再接读"下一口气内容"。切记："上一口气的内容"未读熟时，则千万别慌读"下一口气内容"。此为按计划地有节制地背记，即节背。

⑤读熟后一定要接着背，否则很快会忘掉。可在另一张不易磨烂的纸上把已能背记之句的"句头"写上（"句中其余内容"用省略号），看着"句头"把整个内容流畅地背读无误，反复背记，则可牢记，即牢背。

⑥刚记过的内容可能几秒钟后即忘，所以要反复背记，即复背。

⑦安排好每天所要背记的内容，没完成当天规定的内容即为没完成学习任务。

背诵过程要有声朗读背记，绝不可不出声音。待在临床或考场上，遇到问题就能马上联系到相关知识内容，而迅速地将主诉症状和望、闻、问、切四诊所得资料与辨证分型、理法方药等轻松、准确、自然地联系起来，这就已达到了"灵背"的程度。为什么要达到"灵背"的程度？因为中医是传统知识学科，只有熟习了才能用好用灵，才能创新发展，才能使学习中医者全面理解融合中医知识，思考玩味中医，进而潜心汇贯中医而坚信中医；不熟习中医知识内容则医理不明，医理不明则对病证认识不清，胸无定见，临证处方游移不定，药证不符，难于起效。灵背熟练地掌握了中医知识，则使其成为优秀中医师奠定了必要的扎扎实实的基础！

《中药学》《方剂学》《中医基础理论》和《中医诊断学》是最重要的基础学科，是中医师必须熟练而不混淆地掌握的基础知识，熟练地背记中医各科知识，这是中医师的牢固根基。充分理解中医典藉中重要知识的表层显义与深层含义和博悟广思，融会贯通，整体辨治，这是中医师的核心技能；灵活变通，切合病机的医技是中医师获得卓越疗效的保证。希望持有本丛书者能够记熟而顺诀释义，高效准确地学习医学知识，系统而全面地掌握医学知识，促进医师"早觉悟、早广悟"，博厚精灵自己大脑中的知识面、深悉面，丰富自己大脑中的"活病谱"，救治人间疑难病。

本书在周礼伯医师在1998年11月初稿基础上进行修改整理而成，书中不当之处，敬望学者和同仁指教。

对冷洪岩医师对此书所提出修改表示感谢！

对成都中医药大学李大琦教授的指导致以诚挚的感谢！

编者

目　　录

绪　　论

一、中医诊断学发展简史

中诊理技先秦时，"周天官"气声色记，
扁鹊最早切脉诊，"五十二方"辨证治，
最早诊断之专书，汉《阴阳脉死候》是。
内经整体辨病证，《难经》寸口圣工技，
西汉"诊籍"淳于意，患者姓址病方记。
东汉仲景杂病论，辨证论治首创始。
华佗东汉《中藏经》，证脉寒热虚实死。
西晋《脉经》王叔和，最早脉学专著遗。
葛洪"肘后备急"疸，天花麻风传染起。
隋朝"源候"巢元方，第一病源病候理。

宋陈无择三因方，病因辨证方法著，
宋《金镜录》敖继翁，现存第一舌诊书。
"世医得效"危亦林，危重十怪脉提出。
濒湖脉学李时珍，四诊《医宗金鉴》赋。
明吴又可温疫论，戾气病因首提述。
卫气营血温热论，湿热条辨湿热除。
《温病条辨》三焦辨，麻疹白喉书名录。

注

诊：诊察了解。断：分析判断。诊断就是对患者进行询问、检查，以掌握病情资料，进而对患者的健康状态和病变的本质进行辨识，并作出概括性判断。

中医诊断理论和技能的形成，最早可追溯至先秦时期。最早在《周礼·天官》中就有"以五气、五声、五色，眠其死生"的记载。春秋战国时期的扁鹊最早"切脉"诊病。马王堆汉墓出土的战国至秦汉之间的医书《五十二病方》，已有辨证论治的雏形。最早的关于诊断的专书是此墓出土的汉朝《阴阳脉死候》。《黄帝内经》体现出的辨病与辨证相结合的整体观，为中医诊断奠定了理论基础。

《难经》提出诊脉"独取寸口"，将望、闻、问、切四诊视为神圣工巧的技能。西汉淳于意创立"诊籍"，记录了患者姓名、地址、病状以及方药，为诊疗留下了原始资料。东汉张仲景《伤寒杂病论》被公认为辨证论治之创始；同时期华佗《中藏经》的论证、论脉、论脏腑寒热虚实生死顺逆之法，尤其精当。

西晋王叔和著《脉经》，是迄今遗留下来的最早的脉学专著。葛洪《肘后备急方》最早记载实验观察黄疸，并对天花、麻风等传染病的发病特点和临床症状作了描述和诊所。隋朝巢元方《诸病源候论》是我国第一部论述病源与病候诊断的专著。

宋朝陈无择《三因极一病证方论》是病因辨证理论与方法都比较完备的著作。宋朝敖继翁《金镜录》，是现存第一部最早的舌诊专书。危亦林著《世医得效方》提出了危重疾病的"十怪脉"。明朝李时珍著《濒湖脉学》对后世影响极大。明朝吴又可著《瘟疫论》首提"戾气"病因。

清朝吴谦等著《医宗金鉴》注重色脉并重，四诊合参。清代叶天士著《温热论》，创立了"卫气营血"辨证。薛生白著《湿热条辨》对湿热的病因病机、发病特点及其传变规律进行了论述，充实了温病学内容。吴鞠通著《温病条辨》创立了三焦辨证。关于白喉、麻疹也有相同书名专门的论述。

二、中医诊断学的三大特点

中医诊断三特点，整体察病内外观，
司外揣内见微著，因发知受常衡变。
四诊合参全分析，辨证求因寻本源。
无论病情轻与重，重把元气存亡看。

注

中医诊断学有七大特点为：①整体察病，详审内外。②司外揣内，有诸内者，必形诸外。从外在表现推知内在病变。某一局部病变反映了整体病变的信息，即整体病变的情况要在局部反映出来。③见微知著。从微小的局部的变化去观察整体的明显的生理病理变化。④因发知受，根据患者全身性症状反应去推知其感受的邪气和机体的状态，又叫"劳证求因"，观其脉证，知犯何逆。⑤以常衡变。常为正常，衡为衡量。以正常的、健康的、生理的状态去衡量辨别异常的变化，太过、不及都是病变。⑥诊断疾病必须做到四诊合参，全面分析。⑦辨证求因，寻其本源。中医诊断学的三大原则：整体观念，四诊合参，辨证论治。无论病情轻与重，重点察看元气存亡。

三、四诊与辨证的运用

四诊详准基础正，围绕主症去辨证，
从病发展过程辨，个别症状关键呈。
既要辨证又辨病，再由辨病去辨证。
辨清病名因位性，虚实病势病机等。
辨证方法有病因，八纲脏腑和六经，
卫气营血和经络，各有特色结合斟。

注

四诊的详细而准确是正确辨证的基础，应围绕主症去辨证，从病变的发展过程去辨证，有时个别症状是辨证的关键。从辨证至辨病再到辨证，是一个诊断疾病不断深化的过程。不能只以"辨证"为满足，必须既辨证，又辨病，由辨病再进一步辨证，病证结合，而获得准确辨证的目标，以达到治病的目的。

而在具体辨证时，应辨清其病名、病因、病位、病性、虚实、病势、病机等，其辨证的方法有病因辨证、八纲辨证、脏腑辨证、六经辨证、卫气营血辨证和经络辨证。各种辨证方法有各自的特色、各有所长，不要偏于使用某一种辨证方法，应将各法结合使用才更具诊断价值。

第一章 望 诊

第一节 全身望诊

生命活动总称神，功能活动表现神，
狭义之神指神志，意识思维情态等。
四诊首先望诊神，光线充足无干扰，
充分暴露除假象，以常衡变动态找，
有机结合综合判，四诊结合全面好。
以神会神神形参，审慎真假得失辨，
体健神旺弱神衰，新病神衰体丰满。

注

人体生命活动的总称叫神，机体功能活动表现谓之神。神有狭义和广义之分。狭义之神指神志、意识、思维、情态等；广义之神指神气，即脏腑的功能活动的外在表现。

四诊首先望诊神，望诊为四诊之首，望而知之患者之神，要在自然光线充足下，排除干扰的光线，充分暴露受检部位、排除假象，如化妆、染头、整容、衣着等造成的假象。

要以常衡变，动态观察，以神会神，神形相参，审慎真假得失，有机结合，综合判断，不能只抓住望诊资料，要四诊结合，全面分析。注意所查之处的个别征象与整体不符之处。体健则神旺，体弱则神衰。新病见神衰、身体丰满或形羸色败、神志清醒都是失神之表现。

一、望神

人身三宝精气神，望诊着重是望神，
望神重点察目光，得神神清呼吸匀，
丰满灵活精神旺，表情自然眼亮明。
失神睛迷瞳仁呆，面晦情淡反应钝，
呼吸异常大肉脱，神萎神昏语失伦。
少神神清神不振，目光暗滞淡漠情，
声低懒言言行缓，思维贫乏感觉钝。
假神精神忽转好，面红如妆饮食增，
目似有光瞳仁呆，突然气粗声高清，
神迷骤清想亲人，回光返照命难存。
神乱脏躁癫狂痫，癫静多言病属阴，
狂动多怒病为阳，痫为肝风抽搐昏。
脏躁卑慄焦恐怯，心胆虚不养心神。

注

神表现为得神、失神、少神、假神和神志异常（最后四句）中的脏躁，癫痫狂属神志异常的病证。

精、气、神是人身三宝，望诊着重是望神，望神重点是察目光（因五脏六腑的精气皆上注于目）。神志清晰，呼吸均匀，体丰肉满，动作灵活敏捷，精神旺盛，表情自然，眼睛清楚明亮为得神。总之，目有神、面色有神，心神健旺，声贵有神，舌贵有神，脉贵有神。

失神为眼睛迷茫，瞳仁呆滞，颜面晦暗，表情淡漠，反应迟钝，呼吸异常，大肉消脱瘦削，精神萎靡，神志昏蒙，语失伦次。

少神是神气不足，就是精气不足，介于得神和失神之间。表现为神志清楚，精神不振，目光暗滞，表情淡漠，声低懒言，言行迟缓，思维贫乏，感觉迟钝。

假神是危重病人的精神暂时好转的假象，是回光返照，残灯复明的表现。为精神昏迷之中而忽然转好，见面红如妆，饮食忽增或增加；或患目似有光，瞳仁呆滞，突然气粗声高且清楚响亮；或神志昏迷之中而骤然清醒，想见亲人，均要注意是否是回光返照，命将难存。

另有神乱，即精神错乱和神志异常。

脏躁的望神：卑慄，焦虑，恐怯，心悸，胆怯，气虚，淡漠痴呆等心神失养的表现。

癫狂痫的望神：癫者静而多言，表情淡漠，神识痴呆，癫病属阴。狂者动而多怒，打人毁物，狂妄行走，痰扰神明，狂病属阳。痫症因肝风证所起，先天遗传，吐涎抽搐、昏仆倒地或昏迷、不省人事。

关于神的经典语言有：①目者，心之使也。五脏六腑之精气，皆上注于目，而为之精。人之神气，栖于两目。②得神者昌，失神者亡。神气云者，有光有体是也。"夫清明者，神之着。灵动者，神之用。得神则生，失神则死。""病日增，既弥留。"

二、望色

1. 望色十法

> 望色清浊与浮沉，散抟泽夭和微甚，
> 十法阴阳表里辨，虚实新久及死生；
> 望色清浊辨阴阳，浮沉断定表里彰，
> 微甚区分虚实证，散抟新病久病恙，
> 泽夭预后断死生，脸上五脏舌甲框。
> 善色光明红泽润，恶色晦暗枯槁形。

注

望色十法为浮沉（定表证、里证），清浊（辨阴阳），微甚（审虚实），散抟（察久病新病），泽夭（知治之难易及转归，如脏腑精气衰竭则肉消著骨）。色之光明红润亮泽属善色，若见晦暗枯槁为恶色。色抟聚为壅滞。还应观察诊断脸部五脏和舌象及指甲印、舌齿印等部位，不要漏诊。色分为善色、恶色和五色症。善色为光鲜明亮红润（主生），恶色为晦暗枯槁。望色要望常色、主色、客色和病色，病色都欠光泽或无光泽。括号中可不背记。

关于望色的经典语言：

①"夫精明五色者，气之华也，赤欲如白裹朱，不欲如赭；白欲如鹅羽，不欲如盐；青欲如苍璧之泽，不欲如蓝；黄欲如罗裹雄黄，不欲如黄土；黑欲如重漆色，不欲如地苍。五

色精微象见也，其寿不久也。""征其脉小色不夺者，新病也；征其脉不夺其色夺者，此久病也。"《素问·脉要精微论篇》

②《石室秘录》：看病必察色，察色必观面，面各有部位，不可不知。

③《景岳全书》：大凡吐乳泻青色者属惊，法当平肝补脾。吐泻白色者属寒，法当温补脾土。

④《望诊遵经》：肌肉消减者，形气不足。肥人肉如棉絮者，谓之无气。

2. 望面色

望色常主客病色，善色恶色五色病。
五色青赤黄白黑，青寒痛瘀气滞惊（风），
赤热湿虚戴阳证，黄湿热寒脾虚证，
白寒虚气失血阳，黑肾痛寒瘀水饮。

青紫瘀血或癥瘕，或是痛经与闭经。
肾气虚在眼眶处，面颊额部紫暗青，
滑胎闭经带下崩，胎动不安不孕症。
黑青为寒寒湿瘀，惊风眉鼻唇周青。

赤热实虚戴阳证，戴阳面红如妆成。
实热通红虚潮红，肺病见赤难起生。
浮红颧红阴虚火，不调闭经更年症。
黄色虚证或湿证，湿阻寒湿湿热温，
青黄相兼叫苍黄，肝郁脾虚肝胆病，
癥瘕包块肝硬化，萎黄色淡脾虚证。
湿阻面黄如污垢，湿热黄疸如橘形，
虚证黄胖或萎黄，寒湿晦黄如烟熏。
体瘦萎黄爪甲淡，后少闭经不孕症，
脾病见青最难治。白色气血阳虚身，
失血寒证或夺气。血虚淡白消瘦身，
阳虚㿠白面浮肿，失血淡白无华形，
夺气苍白大汗淋，寒证苍白冷剧疼，
气虚淡白声低怯，肝病白色难回春。
黑寒血瘀剧烈痛，黑兼微黄黄疸水饮。
血瘀面黑肤甲错，眼眶周黑带水饮。
黑色肾虚痛寒瘀，紫黑瘀血黑痛疼，
寒证肾虚黧黑焦，肾病见黄多死证。

心病最怕额头黑，肾绝唇额黧黑形。
色素沉着肾虚瘀，壮阳滋阴活血拯。

肝病白色难回春，肺病见赤难起生，
心病额黑阳暴脱，肾病见黄多死证。

脾病见青最难医，相克难救主死证。
肝黑心青脾赤色，肺黄肾白病易治；
肝白心黑脾青色，肺赤肾黄凶危死。

注

一生不变的面色、肤色叫主色。随气候、生活条件而改变的面色叫客色。望色常主客病色，善色恶色五色病。望色要望常色、主色、客色和病色，病色都欠光泽或无光泽。

五色即青赤黄白黑，对应的五脏为肝心脾肺肾。

①青为寒痛瘀滞惊。青色在面部、舌质可见青、青黑、青灰、青紫等。青色主病为寒证、痛证、瘀血、气滞和惊风诸病症。青黑主痛，兼见他色应详辨之。青黑为寒证，寒湿证或血瘀证。气滞则血瘀可见青色。惊风则眉、鼻及口唇周围见青色。青紫为瘀血、癥瘕、痛经或闭经。肾气虚者在眼眶处和面颊额部见紫暗青色，在妇女则见于滑胎、闭经、带下、崩漏、胎动不安和不孕症。

②赤热湿虚戴阳证：赤色主患热证、湿证、虚证、戴阳证。戴阳证则见面红如妆，游移不定。满面通红为实热证，潮红为虚热证。浮红或颧红为阴虚火旺证，在妇女则月经不调、闭经或绝经前后诸症（又叫更年期综合征）。

③黄热湿寒脾虚证：黄色主热证、黄色主湿证、湿阻、寒湿、湿热、湿温，寒证、脾虚证。面色青黄相兼叫苍黄，常见于肝郁脾虚证、肝胆病证、癥瘕包块、肝硬化等。湿阻面黄如污垢，有时见黄褐色面容，苔黄，舌质紫暗。黄色主热证是指湿热、湿温。湿热、湿温酿成黄疸则一身都黄、黄如橘色黄，兼见身黄、目黄、尿黄、苔黄厚腻，脉弦数。黄色虚证指脾虚证，症见面色萎黄枯槁无光，或黄胖（为痰湿，脾虚湿阻而萎黄虚浮）。唇舌色淡为内伤脾胃之脾虚证，体瘦萎黄，爪甲色淡，见于月经延后、月经过少、闭经、不孕症等。微黄兼黑多属黄疸与水饮。小儿疳积则面色乍寒乍白。寒证是指寒湿者。寒湿者面色晦黯，黄如烟熏无光泽，此种面色已提示寒湿夹瘀，治当温寒活血兼行气。

④白色主寒、虚、气、失血、阳虚。白寒气血阳失血：白色主气血两虚，气虚或夺气、夺血失血、寒证，故白色主阳虚诸疾。血虚者唇舌色淡，面苍白，身体消瘦。阳虚者面色㿠白兼浮肿，常病痰饮，妇女则月经先期、月经量过多、带下、不孕等。失血夺血者唇舌色淡，面色苍白无华，气虚者面色淡白，声低气微，懒言。夺气者面色突然苍白，大汗淋漓。寒证者面色苍白，遇冷加剧疼痛。肝病本色为青，如见白色则难治。脾病见青最难治。

⑤黑肾痛寒瘀水饮：黑色主肾虚，痛证，寒证，瘀血和水饮。唇舌、目面额见黑兼微黄多为黄疸，水饮。血瘀者面色紫黑，肌肤甲错；身刺痛有定处，以下午、夜晚疼痛为主。面部黧黑而干焦无华者属寒证或肾虚，即肾精久耗者则面色黑而干焦。肾气虚者在眼眶周围、面颊及额部见青紫黯黑，在妇女则患滑胎、闭经、带下、崩漏、不孕或胎动不安等病。阳虚寒湿者舌体胖大，舌边有齿印，眼眶周围见黑色者则带下，水饮。肾阳虚之寒证则面额黧黑焦晦。肾绝者则口唇额头之色黧黑为肾阴衰竭，多主猝死。面色、唇舌紫黑，色素沉着者为肾虚或血瘀。肾阳虚当壮阳，肾阴虚者当滋阴，兼佐活血之品可治。面黑者主痛。

心病额黑阳暴脱：病者额头黑主心阳暴脱，防猝死。心病最怕额头黑。

肾绝唇额黧黑形：肾绝者口唇、额头见黧黑色。

脾病见青最难医：脾之本色为黄，故脾病见面青色者难医。脾土色黄，肝木色青，为木克土，主死证。

肝病白色难回春：肝木的本色为青，肺金为白，金克木主死，难治。

肺病见赤难起生：肺金的本色为白，心火色赤，肺病见面赤者为心火克金，主死难治。

心病额头黑难治：心火的本色为赤，肾水色为黑，心病者见额头色黑，为肾水克心火，主死，难治。

肾病见黄多死证：肾病本色为黑色，若见黄色，为脾土克肾水，多属死证。

"肝黑心青脾赤色，肺黄肾白病易治"：即相生水木火土金，相生肾肝心脾肺，相生黑青赤黄白，为子病及母，可治。"肝白心黑脾青色，肺赤肾黄凶危死"：前文已解释。

三、望形

望形着重五体望，皮肉脉筋骨模样。
体强脏坚气血旺，抗病力强预后良；
体弱气血皆不足，内脏脆弱病难康。
胖人多血又少气，气虚阳虚痰湿酿；
瘦人多气而少血，痰火痨嗽阴血虚；
瘦人阴虚相火亢，胖易中风暴厥躯。
阳脏之人偏瘦长，多为阳盛而阴虚；
阴脏之人偏矮小，多见阴盛阳虚证。
平脏人众寒热官，阴阳平补以治病。
喜静厚衣阴寒盛，好动薄衣阳热实。
五府头为精明府，头倾视深精神失。
背者胸中之府名，背曲肩随府坏至。
腰者呼为肾之府，转摇不能府将惫。
膝者筋府难屈伸，行将偻俯筋将惫。
骨者髓府难久立，行则振掉骨将惫。
鸡胸扁平桶状胸，龟背脊疳病不同。
鼓胀肿满达心窝，腹显青筋难见功。
胃肠干瘪舟状腹，脏腑神气衰败祟。
矮小虚胖脸如月，痰湿闭经不孕种。

痉证抽搐或拘挛，项背强直角弓反。
手足蠕动虚风起，震颤虚风肝风患。
战慄瞤动不同病，行动不便痿痹瘫。
神志异常为中风，厥证中暑癫狂痫。

注

皮、肉、脉、筋、骨是人体的五种基本要素，叫"五体"。五体的结构和功能直接影响身形动作和姿态。

望形着重望五体：皮、肉、脉、筋、骨的模样，观察其生理、病理状况。身体强壮，脏腑坚实，气血旺盛，抗病力强，预后良好。反之，身体虚弱，气血不足，内脏脆弱，抗病力弱，病难康复。胖人多血少气，易患气虚证，阳虚证，也多患痰湿证。瘦人多气少血，易患痰证、火热证、痨嗽、阴虚证和血虚证。瘦人多有阴虚，相火易亢。胖人易患中风暴厥。形瘦食多则中焦火重。阳脏之人偏瘦长，多为阳盛而阴虚。阴脏之人偏矮小，多见阴盛阳虚。喜静厚衣者阴寒盛，好动薄衣者易患阳热实证。

五府为：①头为精明之府，头倾视深，精神将失。②背为胸中之府，背曲肩随，府将坏矣。③腰为肾之府，转摇不能，府将惫矣。④膝为筋之府，膝难屈伸，行将偻俯，筋将惫矣。⑤骨为髓之府，站难久立，行则振掉，骨将惫矣。鸡胸，扁平胸，桶状胸，龟背，脊疳，诸病不同。

鼓胀水肿漫及心窝者，难治。鼓胀腹部青筋显露者，难治。胃肠干瘪呈舟状腹，为脏腑神气衰败之象。若妇女矮小虚胖，脸如月，皮肤粗糙，则多属痰湿内盛之体，易患闭经或不孕症。痉证表现为抽搐或拘挛，项背强直，角弓反张。虚风手足蠕动多属虚风内动，表现为全身或四肢震颤而头独动摇。手如索物者为元气已虚或肝风内动。战慄为疟疾或外感而邪正相争欲作战汗之兆；而身瞤动振振欲擗地者，是阳气大伤或阴液已大伤；故战慄与瞤动是不同的病。痹证则行动不便但兼关节肿痛，痿证行动不便则兼手足软弱无力。

中风、厥证、中暑、癫狂痫都可有神志异常，应从各病的临床表现去区别。

四、望态

> 阳热实证躁动烦，仰卧伸足掀被棉。
> 阴寒虚静少动弹，向内懒动身不转。
> 仰头而坐哮喘胀，肺气壅滞肺饮痰。
> 气虚俯坐少气懒，坐卧不安烦胀满。
> 气血两虚虚风动，卧不能坐坐晕眩。
> 心阳不足水凌心，肺气壅滞咳不眠。
> 坐时抱头不能仰，神衰呆钝目迷陷。
> 肝风眩晕站不稳，气血两虚靠物站。
> 心虚闭目手扪心，前倾护腹腹痛患。
> 肝风筋虚走摇震，心痛走中护心站。
> 腰腿病转摇不便，弯腰曲背行动难。
> 高热颤抖热动风，无热震颤虚风变。
> 手足蠕动虚风起，寒凝血虚筋肉挛。
> 抽搐间作惊风痫，热风肝风角弓反，
> 循衣摸床病失神，猝倒歪斜中风瘫，
> 猝倒吐涎抽搐痫。舞蹈伸屈手扭转，
> 挤眉眨眼努嘴舌，气血先天风湿患。

注

卧姿：阳热实证多躁动、烦躁，仰卧，伸足，掀被棉。阴寒虚证则喜静、少动弹，向内，懒动，不欲转身。

坐形：仰头而坐者多哮喘胸胀，肺胀，肺气壅滞，痰饮停肺；气虚俯坐少气懒。坐卧不安为烦躁或腹胀满。只卧不能坐，坐则晕眩，不耐久坐，为气血两虚为夺气脱血或虚风内动。心阳不足，水饮凌心，或肺气壅滞则咳逆不能卧。坐时常以手抱头、头不能仰，神情呆钝，睛迷目陷为精神衰败。

立姿：肝风内动或气血两虚则眩晕而站不稳，靠物而站。心虚者则闭目戚额，手扪心。身体前倾护腹者见于腹痛疾患。

行态：肝风内动或筋骨虚损者则行走时身体摇动，震颤不定。真心痛者行走之中突然停下，护心站立，不敢行动。腰腿病者转摇不便，以手护腰，弯腰曲背，行动困难。

颤动：高热颤抖为热盛动风，无热震颤则属虚风内动，手足蠕动也属虚风内动。

手足拘急：寒凝或气血亏虚则手足筋肉挛急不舒，屈伸不利。

四肢抽搐：抽搐间作舒缩为惊风、痫病。

角弓反张：热极生风，肝风内动则角弓反张（颈项强直，脊背后弯，反折如弓）。

循衣摸床：循衣摸床，撮空理线，为重病失神，神志不清，不自主地伸手抚摸衣被、床沿，或伸手向空，手指时分时合。

猝然跌倒：猝倒昏仆，不省人事，口眼歪斜，半身不遂为中风瘫痪。猝倒吐涎抽搐为痫病。

舞蹈病状：儿童手足伸屈扭转，挤眉眨眼，努嘴伸舌，状似舞蹈，不能自制为气血不足或先天不足。

第二节 局部望诊

一、望头颈

痴呆头小积水大，解颅肾虚发育差，
囟填实热囟陷虚，头摇气血弱风家，
头倾多为中气虚，脏虚髓海不足发。
面肿丹毒大头瘟，抱头火丹红肿甚，
面瘫口眼歪斜见，痄腮发颐热毒证；
颜面抽搐肝风痰，或是肝血失荣生；
瘿在颈前瘰两侧，颈强多为风寒侵，
小儿项软为五软，颈脉跳动水肿病。
小儿头发黄稀细，不倒发是脾肾虚，
发结如穗多疳积，斑秃血虚受风起。

注

小儿头廓过小、过大可能都是病：过小者多痴呆，过大者多患脑积水。解颅者因肾气虚，发育不良。囟填为实热，囟陷为虚证。

头摇即头部不自主地摇动（俗称摇头风）者，多为气血虚弱或风病。头倾者为中气虚弱，脏气严重虚衰或髓海不足所致。颜面肿为丹毒，大头瘟。

抱头火丹则头面红肿甚极。面瘫则见口眼歪斜。痄腮、发颐为热毒证。颜面抽搐多属肝风内动，或属风痰阻络，或属肝血失荣所致。

瘿瘤在颈前，瘰疬在颈的两侧，颈强多为风寒侵袭。颈脉跳动为水肿病。

小儿头发又黄又稀又细且发立不倒，多为脾肾不足所致，此种情况，西医多诊断为缺乏微量元素，而更多的家长是没求医治之，若不管这类孩童，一般要在14岁以后才能因其自身发育而改善头发此况；而中医从脾肾治之，可让这类孩童健壮发育，于其学知学艺均是大有好处的。小儿发结如穗多为疳积。斑秃为血虚，是受风引起的。头发易脱落是血燥生风或肾虚失养。

二、望目

五轮五色归五行，两眦络心叫血轮，
黑肝风轮白肺气，瞳仁属肾为水轮，

上下眼睑脾肉轮，肝脾胃乖木土病。

望神重点望眼睛，神光充沛视物清，
黑白分明含精彩，有眵有泪谓有神。
无神视糊浮光露，白睛暗浊若失精，
黑眼色滞无眵泪，病重求医难回春。

眼珠红肿肝火犯，白眼红赤肺火患，
白睛红络阴虚火，白睛黄染是黄疸。
眦赤心火淡血虚，眼胞湿烂脾火呈。
目胞暗晦多肾虚，流泪风热肝肾虚，
气虚胞肿水肿咳，瞳大药毒与肾虚。
目窠肿为水肿初，下睑浮肿肾气虚，
眼睑浮肿是水肿，眼睑无力元气虚。
寐时睑睁脾气弱，上睑下垂气血虚。
单睑下垂为中风，双睑下垂脾肾虚。
目深陷窠精气竭，目窠内陷脱水使，
睛突而喘是肺胀，瘿瘤颈肿眼突起，
单眼突出多恶候，内障多虚外障实。

目不想睁阳脱衄，金光闪耀肝肾病，
常伴颈肌䐃动跳，后勺昏痛胀沉闷。
重影飞蚊冒黑花，肝肾阴虚血瘀证。
双眼摇摆四周跳，视力正常生理性。
眼球动难睛微定，痰热内闭蒙心神。
上视斜视反折视，或是肝风或重证。
肝风瞪目眼直视，目呆迟钝精亏证。
绿风内障肝胆火，昏睡露睛脾虚证。
瞳扩瞳缩因中毒，肝火虚火仔细审。
瞳仁扩大人将亡，完全散大死亡征。
瞪目直视珠正圆，戴眼精血大伤证。
喜明为阳恶明阴，羞明流泪风热侵。
眼皮跳者气血虚，或因风热从外侵。

注

　　眼睛由外向内分为五轮，归属五行。外内两眦的血络属心，叫血轮。黑睛属肝，叫风轮。白睛属肺，叫气轮。瞳仁属肾，为水轮。上下眼睑属脾，叫肉轮。肝脾胃三脏的疾病，叫木土病。常因肝气乘脾、肝胃不和而脘胁胀闷疼痛，嗳气，嘈杂吞酸，急躁易怒，舌红苔薄黄，脉弦数。

　　望神的重点是望眼睛、望目光。两目有神，光彩充沛，视物清晰，黑白分明，目含精彩，有眵有泪，叫目有神。两目无神则视物模糊，浮光显露，白睛昏暗、浊若失精，黑眼色滞无眵泪，为病重难治，医难回春。

眼珠红肿（目赤）为肝火上犯。白眼红赤为肺火所患。白晴见红络者为阴虚火旺。白晴黄染是黄疸。眦赤为心火，两眦淡白者为血虚。眼胞湿烂为脾火或脾胃湿热。目胞暗晦多属肾虚。迎风流泪者为风热或肝肾不足所致。气虚见胞睑肿胀为水肿咳嗽。瞳孔扩大或缩小皆可因有机磷农药中毒所致，也可因肝胆火盛、劳损或肝肾阴虚之虚火所致。

目窠肿为水肿初期。下睑浮肿为肾气虚。眼睑浮肿是水肿，眼睑无力是元气虚。寐时睑睁属脾气弱。上睑下垂为气血虚弱。单睑下垂为中风。睑废又叫双睑下垂为脾肾两虚。

眼窠：目深陷窠内为精气将竭。目窠内陷为脱水。眼珠：晴突而喘是肺胀，瘿瘤颈肿多见眼球突起。单眼突出多恶候。外障多实证、内障多虚证。

目不想睁阳脱衄：目不想睁开，即目瞑，为阴虚阳脱之兆或将衄血之兆。眼觉金光，黑光，红光等五彩光华闪耀，为肝肾病患，常伴颈部肌肉瞤动跳动震颤，后脑勺昏、痛、胀、闷、沉重，治当滋阴降火、祛风平肝。重影、飞蚊症、眼冒黑花飘舞，为肝肾阴虚证或血瘀证。双眼球向四周左右上下不停地甚至频频跳动而不影响视力者为正常情况，属特殊生理现象。

眼球动难睛微定：目睛微定指眼球不能活动，多为痰热内闭而蒙蔽心神所致。上视、斜视、反折视、横目斜视，或是肝风或是患有重证。肝风者瞪目眼直视，目呆迟钝为精亏证。绿风内障为肝胆火盛所致。

昏睡露睛为脾虚清阳不升之证。瞳仁扩大或瞳仁缩小因中毒、肝火或虚火所犯，当仔细审辨。但瞳仁扩大者是肾精亏耗已极，为将亡先兆，完全散大者为临床死亡标志之一。瞪目直视、眼珠正圆、戴眼反折，为精血大伤的危重证。

上下眼睑：开目喜明为阳证，闭目恶明为阴证。羞明流泪为风热侵袭。眼皮跳者为气血虚，或因风热从外侵。

另见本套"四易口诀"书的中医眼科学之"五轮"口诀。

关于目的名言名句：

①《望诊遵经》：昏睡露睛者，阴阳俱不足也。

②《灵枢·大惑论》："五脏六腑之精气，皆上注于目，而为之精。""目者，心使也。""精之窠为眼，骨之精为瞳子，筋之精为黑眼，血之精为络，其窠之精为白眼，肌肉之精为约束"。

③《灵枢·论疾诊尺》：目赤色者，病在心，白在肺，青在肝，黄在脾，黑在肾。

④《灵枢·脉度》：肝气通于目，肝和则目能辨五色矣。

⑤《灵枢·水胀》：水始起也，目窠上微肿，如新卧起之状。

⑥《形色外诊简摩》：凡病虽剧，而两眼有神，顾盼灵活者吉。

⑦《重订通俗伤寒论》：凡病至危，必察两目，视其目色，以知病之存亡也，故观目为诊法之首要。

三、望耳

耳厚润泽肾阴足，耳薄干枯为不足。
耳轮白寒青黑痛，耳轮枯黑消渴著。
耳薄色白为肾败，耳轮红润肾气足，
红肿湿热胆经火，背红根凉麻疹出，
耳轮萎缩肾气绝，甲错血瘀肠痈腐。

耳痔耳蕈和耳挺，肝火胃火相火赋。

各种脓耳皆风热，肝胆湿热相火出。

发炎耳垂为中心，腮部漫肿痄腮故。

注

耳厚润泽为肾阴充足，耳薄干枯为肾阴不足。

耳轮苍白为寒、青黑为痛证，耳轮干枯焦黑者为消渴之久较重所致。耳薄色白为肾败，耳轮红润属肾气充足。耳轮红肿为湿热或胆经火热所致。

耳背有红络伴耳根发凉者，为麻疹将出之兆。

耳轮萎缩为肾气绝。耳轮甲错为久病血瘀，或肠痈气血腐败、新血不生，失却濡养之故。耳痔、耳蕈、耳挺者，皆因肝经郁火、胃经积火、肾经相火所致，当辨之。

各种脓耳（聤耳、缠耳即耳流白脓，耳疳则耳流臭脓，耳风毒、耳痈、震耳）皆因风热上壅所致，或因肝胆湿热，或因肾虚相火上攻所致。

耳部发炎以耳垂为中心，腮部漫肿正患痄腮即流行性腮腺炎。

关于耳的名言名句：

①《杂病源流犀烛》：肺主气，一身之气贯于耳。

②《望诊遵经》：下消则耳轮焦黑。

③《千金方》：心气通于舌，非窍也，其通于窍者，寄见于耳。……荣华于耳。

④《证治准绳》：凡耳轮红润者生，或黄或黑或青而枯燥者死，薄而白、薄而黑者皆为肾败。肾为耳之窍，心为耳之客。

⑤《灵枢·脉度》：肾气通于耳，肾和则耳能闻五音也。

⑥《灵枢·口问》：耳者，宗脉之所聚也。

⑦《灵枢·卫气失常》：耳焦枯受尘垢，病在骨。

⑧《灵枢·邪气脏腑病形》：十二经脉，三百六十五络，……其别气走于耳而为听。

⑨《小儿药证直诀》：痘疹始出之时，五脏证见，唯肾无候，但见平证耳。尻凉、耳凉是也。

⑩《灵枢·海论》：髓海不足，则脑转耳鸣，胫酸眩冒。

⑪《景岳全书》：肾气充足，则耳目聪明，若多劳伤血气，精脱肾惫，必致聋聩。故人于中年后，每多耳鸣，如风雨，如蝉鸣，如潮声者，是皆阴衰肾亏而然。

⑫《古今医统大全·耳证门》：心虚血耗，必致耳聋耳鸣。

⑬《医贯》：肾为耳窍之主，心为耳窍之客。

⑭《形色外诊简摩》：问而不答，必是耳聋；须问其左右，平素何如，否则病久，汗下所致。

四、望鼻

鼻色明润胃气盛，明堂色青腹中疼。

鼻头色赤肺脾热，色黄湿热黑水饮，

色白气虚或血少，枯槁脾胃气虚成，

黄黑枯槁为恶侯。鼻孔干燥胃热蒸，

燥热犯肺阴虚热。鼻燥衄血阳亢盛，

燥如烟熏热毒深。冷滑色黑阴冷甚，

红肿生疮主血热，鼻痔肺热风湿成。
鼻塞风寒肺脾肾，鼻扇肺肾危重证。
胃火熏肺酒齄鼻，鼻渊脑漏因热成。
鼻柱溃陷梅毒患，崩塌眉脱麻风病。
鼻流清涕感风寒，黄稠鼻涕风热侵。
长流涕臭肺经热，鼻扇气促气郁证。
小儿长流唾涎涕，应当健脾温肺肾。

注

《灵枢·五色》称明堂即鼻头。鼻头色明润为胃气旺盛，鼻头（明堂）鼻头色青为腹中疼，鼻头色赤为肺脾积热，鼻头色黄为湿热，色黑为水气（水饮），色白为气虚或血少。鼻头色枯槁为脾胃气虚已较重，鼻头色黄黑枯槁为脾火津涸，属恶候。

鼻孔干燥为胃热上蒸，或为燥邪犯肺，或为阴虚内热所致。鼻燥衄血为阳热亢盛。鼻孔干燥如烟熏为阳毒热深。鼻孔冷滑色黑为阴毒冷极。鼻处红肿生疮主血热。

鼻痔为肺热或风湿郁滞而成之息肉。鼻窒（鼻塞）为风寒所致，或为肺虚、脾虚、肾虚所致。鼻翼扇动是肺气不利呼吸困难，属肺肾等脏的危重症状。

酒齄鼻因胃火熏肺所致。鼻渊又名脑漏，因热（风热或胆经蕴热）所致。麻风病则见鼻柱崩塌伴眉毛脱落。鼻流清涕是感风寒，流黄稠鼻涕为风热侵袭。长期流涕而腥臭为肺经郁热，兼鼻扇气促为肺气郁闭证。

小儿长期流口水且长期常流鼻涕、流唾液者，多属阳虚内寒证，治应健脾胃兼温补肺肾。本诀编者的经验方为：白术5克，防风5克，党参10克，茯苓10克，山药20克，山楂20克，神曲20克，砂仁5克，白蔻仁3克，吴茱萸3克，补骨脂10克，丁香5克，炒谷麦芽各30克，甘松5克，辛夷花5克，苍耳子10克，白芷10克，广菟丝20克，云木香10克，五味子10克，丹参10克，桔梗5克水煎，温服，可加糖，每剂服2日，每日服4次。禁食生冷瓜果。连服10~30剂可愈。

简便方：吴茱萸3克，补骨脂10克，远志10克，益智仁10克，山药10克，乌药10克，黑大豆30克。服法同前，煎服至愈。

五、望唇、口、齿、齿龈、咽喉

1. 唇

口唇润泽唇色红，气血调匀胃气充。
唇色淡白为血亏，血虚多寒唇淡红，
深红多实或多热，热极唇干而红肿，
深红而干热伤津，煤气中毒樱桃红，
暴泻伤阴唇樱红，唇白而肿是唇风。
皮黏淋巴猩红热，口周苍白脸潮红。
紫绛干焦为瘀热，唇口青黑冷极重，
淡红而黑是寒甚，色青暗紫滞瘀痛，

环口黑色肾绝愁，干焦紫黑是恶候，
青而深紫有瘀热，长期唇烂脾火悠。

唇烂脾湿阴虚火，鼻唇沟无妇科瘤。
口唇干裂津液伤，流涎脾虚虫证搜。
久病唇反人中满，病重脾阳已绝候。
人中缩卷脾阴绝，唇风肿痒胃火求。
茧唇如蚕坚硬痛，胃中积热痰火瘤。

注

口唇润泽、口唇色红，为气血调匀、胃气充盛。唇色淡白为血亏。血虚多寒则唇色淡红，深红者多实或多热。热极者唇干而红肿。唇色深红而干者为热盛伤津。

煤气中毒者口唇樱桃红色，暴泻伤阴者也见口唇樱桃红色。口唇苍白而肿是唇风。

皮肤黏膜淋巴综合征为猩红热，表现为口周苍白、面色潮红。口唇紫绛干焦为瘀热，口唇见青黑为冷极严重，口唇淡红而黑是寒甚，口唇色青、暗紫滞瘀为疼痛，口唇环口黑色为肾绝。

口唇干焦紫黑是恶候。口唇青而深紫有瘀热。长期口唇溃烂为脾火久灼，或脾虚湿患，或阴虚火旺。

鼻唇沟消失见于妇科肿瘤、子宫癌。口唇干裂为津液已伤。口唇流涎为脾虚或虫证。久病口唇反人中满，为病重之脾阳已绝的恶候。

人中缩卷为脾阴绝。唇风肿痒因于胃火。茧唇如卧蚕、坚硬作痛，为胃中积热或痰火，或肿瘤癌症。

2. 望口、齿、齿龈、咽喉

张口羊叫痫证忧，张口呼吸肺绝候，
张如鱼口脾将绝，口噤下痢疫痢愁，
口噤抽搐痉惊风，口噤不遂脏中风，
口振疟初阳不振，开合频繁胃绝踪。
口角歪斜中风病，口撮抽搐儿脐风，
口糜较大疮局限，鹅口心脾积热攻。
齿白润泽肾气足，齿黄干燥温病驻，
光燥如石津液伤，燥如枯骨肾液枯，
咬牙啮齿为痉病，咬牙不啮胃热属，
咬牙脉衰胃气弱，牙关紧咬口噤呼。

蛔虫睡中磨牙症，齿落肾亏久不生，
牙疳齿烂脱落痛，齿燥枯落肾绝征，
蛀孔腐洞是龋齿。齿龈淡白血虚证，
齿龈红肿胃火炎，淡红微肿属虚证，
齿龈萎缩色泽淡，胃阴肾气患虚证；
齿龈之际一线蓝，多是沾染铅毒征。
马牙白点或白斑，流腮化脓"发颐"名。
乳蛾喉烂脓黄白，红肿肺胃热酿成；
咽喉色红不红肿，干痒气阴两虚病。

淡红不肿反复得，微痛阳虚火浮越，
喉肿痰湿色淡红，喉烂表浅肺胃热。
乳蛾咽喉伪膜松，白膜坚硬白喉攻，
红肿中软脓已成，脓液黄稠实热壅。

注

口大张，口中有羊叫声为羊痫证。张口呼吸，呼吸困难为肺绝之候。口张如鱼，口浑圆为脾将绝。口噤下痢为疫毒痢疾。口噤不语兼抽搐痉挛者，为痉证或惊风。口噤兼半身不遂者，为风中脏腑。

口唇上下振摇为疟疾初起，因阳气不振所致。口开合频繁不能自主，为胃气将绝。口角歪斜是中风。小儿口撮抽搐为小儿脐风。

口糜则较大范围糜烂，口疮则范围小而局限。鹅口疮为心脾积热。

牙齿白润而有光泽是肾气充足；牙齿黄而干燥属温病所致。牙齿光而燥如石之色为津液已伤。牙齿干燥如枯骨，为肾液枯竭。咬牙啮齿为痉病。咬牙不啮齿属胃热。咬牙而脉证衰者，是胃气不足而筋脉失养之故。牙关紧咬为口噤。蛔虫睡中见磨牙。小儿久不生牙或小儿齿落后久不换牙者为肾气亏虚。牙疳是指牙床破溃糜烂而痛。牙齿黄色干燥枯落为肾绝征（肾阴枯涸）。牙齿蛀孔腐洞是龋齿。

齿龈淡白属血虚证。齿龈红肿是胃火上炎。齿龈淡红微肿多属虚证。齿龈萎缩而色泽淡，为胃阴虚或肾气虚。齿龈之际见一线蓝色，多是沾染铅毒征。

马牙见牙有白点或白斑，流行性腮腺炎化脓叫"发颐"。

乳蛾则见咽喉溃烂流脓、黄白相兼，咽喉红肿为肺胃之热酿成。

咽喉色红且不红肿，喉干喉痒者为气阴两虚。咽喉淡红不肿，但反复发生有微痛，为阳虚、虚火浮越。咽喉红肿因于痰湿者，其色淡红。

咽喉表浅溃烂为肺胃热致。乳蛾则咽喉白膜是伪膜而松弛，若白膜坚硬属白喉咽喉红肿，而红肿之间都按之软者，为乳蛾热壅肉腐已化脓成熟。

六、望腹部

腹大身肿水肿病，水湿内停肺脾肾。
鼓胀青筋腹大瘦，腹陷如舟吐泻呈。
腹陷着脊肤甲错，精气耗尽病危人。
背曲肩垂精气虚，驼背变形督脉损。
脊柱侧弯坐姿差，脊疳背瘦锯齿形。
腰痛难转或外伤，血脉瘀滞寒湿侵。

注

腹大身肿为水肿病，水湿内停因肺脾肾三脏功能失调所致。鼓胀者青筋暴露，腹部肿大，四肢消瘦。腹部凹陷如舟者为吐泻太过，津液大伤所呈。腹部凹陷着脊，肌肤甲错，叫"肉消着骨"，为精气耗尽的病危人。

背曲肩垂者为精气大虚。驼背变形为督脉受损。脊柱侧弯者为坐姿习惯性差所致。脊疳者背瘦呈锯齿形。腰痛难转或因外伤、血脉瘀滞，或因寒湿侵袭所致。

七、望四肢

热痹灼痛关节肿，水肿身肿足跗肿。

腿肿肤糙丝虫病，关节肿大鹤膝风。
膝骨受损痛紫暗，膝内翻踝靠不拢，
两膝不拢膝外翻，足内外翻发育祟。
手足抽搐为肝风，无力蠕动阴虚风，
扬手掷足热扰心，血虚酒鬼肢颤动。
循衣摸床空理线，神志失神病危重。
风湿痰瘀梭状指，指趾端肥杵状指，
心肺气虚痰瘀阻，蚯蚓腿筋青怒起。
肢体痿废湿热肺，脾胃肝肾伤瘀滞，
半身不遂中风瘫，双腿废用截瘫致。
肤溃紫黑血瘀炎，骨节流脓骨髓炎。

注

热痹关节灼热疼痛，关节肿大。水肿则见全身浮肿，足跗肿。

丝虫病者腿肿兼皮肤粗糙变厚。关节肿大疼痛而股胫部肌肉消瘦见于鹤膝风，因湿热或寒湿久留所致。膝骨或膝关节因外伤受损见紫暗而漫肿疼痛。

两踝靠不能为膝内翻，两膝靠不拢为膝外翻。膝内、外翻都因先天禀赋不足，神气不充，或后天失养脾胃虚弱、发育不良所致。

手指关节呈梭状畸形，活动受限叫杵状指，因风湿久蕴，痰瘀互结所致。指趾尖端增生、肥厚，呈杵状膨大如鼓槌叫杵状指，又叫鼓槌指，常伴气喘唇紫，多因心肺气虚、血瘀痰阻日久所致。

小腿青筋暴怒曲张隆起，形似蚯蚓，俗名蚯蚓腿，为寒湿内侵、络脉血瘀所致。

肢体肌肉萎缩废用为痿病，因湿热浸湿、肺热伤津、脾胃虚弱、肝肾亏虚或外伤瘀血阻滞所致。一侧上下痿废者见于中风后遗之半身不遂。双下肢痿废不用者见于截瘫者。

八、望躯体

扁胸肺肾气阴虚，久病咳喘肺肾虚，
桶胸伏饮积痰成，鸡胸串珠佝偻取。
胸软凹陷漏斗胸，手术肺痿塌陷胸。
膨隆饱满管移健，见于悬饮或气胸。
乳房包块纤维瘤，红肿堵汁为乳痈。
瘰疬串珠皮色正，瘿瘤随着吞咽动，
颈瘘溃破不收口，颈痛灼热红肿痛。
颈软五软正气虚，抬头无力寒湿重。
气管偏移水饮气，肿瘤石肉瘿气胸。
颈强恶寒感风寒，颈强热昏火邪攻。
头晕颈强阴虚亢，睡后颈强落枕祟。
肝亢血虚颈动搏，颈脉怒张肺气壅，
血瘀水饮心阳虚，颈肌颤跳虚火冲。

注

扁平胸因肺肾阴虚或气阴两虚者。久病咳喘，伤及肾气，日久胸廓变型，可见桶状胸，是因伏饮积痰所致。鸡胸、肋如串珠均属佝偻病。胸肋软骨凹陷叫漏斗胸，不对称者因肺部手术或肺痿引起一侧胸廓塌陷或一侧胸廓膨隆，肋间饱满，气管向健侧移位，见于悬饮或气胸。乳房包块见于乳腺增生、纤维瘤。乳房红肿疼痛，乳汁如堵流出不畅见于乳痈。

瘰疬在颈侧颔下，肿块如垒，累累连缀如串珠、皮色正常，初觉疼痛，叫瘰疬，为肺肾阴虚、虚火灼津结为痰核，或风邪火毒致气血壅滞、结于颈项所致。瘿瘤随着吞咽上下移动，皮色正常无疼痛，缠绵难消，也不溃破，为颈瘿，与肝气郁结或地方水土有关。

颈痈项痛在项部或颈部两侧焮红灼热肿痛，甚者溃脓，为颈痈、项痛，多因风热邪毒蕴蒸，气血瘀滞，痰毒互结于颈项所致。

气管偏移一侧，为胸膈水饮或气体，或因单侧瘿瘤、肿物等挤压、牵拉气管所致，还可因悬饮、石瘿、肉瘿、肺部肿瘤或气胸挤推气管所致。

颈强恶寒为外感风寒。颈强高热神志昏迷为温毒火邪上攻。头晕颈强为阴虚阳亢。颈强在睡眠后见于落枕。

颈动脉搏动为肝阳上亢或血虚重症。颈脉怒张为心血瘀阻，肺气壅滞，心肾阳衰或水饮凌心，水肿病。颈肌颤动，跳动为虚火上冲。颈软见于小儿"五软"。颈软抬头无力为久病重病，脏腑精气衰竭。

口诀：

> 冲任起宫肝经绕，前阴肝经膀胱肾，
> 后阴脾肾和胃肠。脾运肠传内脏升。
> 阴囊肿大脉迂曲，疝气瘀血水液停。
> 肝经温热阴囊肿，寒热往来囊痈成。
> 阴囊外阴灼痛痒，慢性湿疮或湿疹。
> 阴虚血燥发苔藓，子宫下垂叫阴挺。
> 痔瘘脱肛肛痛痛，肛裂津亏肠燥成。

注

冲、任二脉起于胞宫，因此冲、任二脉与胞宫密切相关。肝经绕阴器，因此，前阴病变与膀胱经、肝经、肾经关系密切。后阴也由肾所司，故后阴病变与脾、胃、肠、肾关系密切。因为脾主升提内脏、主运化，大肠传导糟粕。

男性阴囊肿大多为疝气，或阴囊内有瘀血、水液停积，或脉络迂曲使睾丸肿胀引起。阴囊红肿热痛，寒热交作为囊痈，因肝经湿热下注所致。

男子阴囊或女子大、小阴唇发疹，瘙痒灼痛，湿润渗液，为慢性湿疹湿疮。如阴虚血燥易发展为苔藓样皮肤改变。子宫脱垂叫阴挺，因中气下陷，带脉失约，冲任虚损，或生育过多，或产后劳伤所致。

肛裂因热结肠燥或阴虚津亏而久发便秘，努挣破裂流血所致。痔疮伴便血、疼痛、脱出、便秘或肛周潮湿、瘙痒，肛门齿状线以上叫内痔，以下为外痔，内外痔即齿状线上、下皆有者，又叫混合痔，因湿热、肠燥、久坐、负重、便秘所致。肛瘘是直肠或肛管与周围皮肤相通形成的瘘管，反复流脓、疼痛、瘙痒，如肠腔相通可漏粪。脱肛是直肠黏膜或直肠反复脱出肛门。

肛痈是肛周红肿疼痛如桃，肉腐破溃为肛痈。如急发痛剧伴高热，破溃可形成肛漏，因湿热下注或外感邪毒阻于肛周所致。

九、望手

> 鱼际络脉胃气辨，赤色有热青痛寒，

青而短小属虚证，发红压退肝掌看。
指甲望诊着重看，红润光泽身体健。
甲色深红气分热，甲黄湿热酿黄疸。
淡白血虚气血虚，青寒苍白主虚寒，
蓝色紫黑皆血瘀，反甲中陷病在肝，
手足甲烂床化脓，湿毒细菌病毒感。
痹痛骨痛爪甲枯，苍白爪枯肝热患。
压甲血慢瘀或滞，不复红者血亏辨。
十指甲印内热身，舌腮齿印都不见；
若无甲印身内寒，舌齿腮印皆可见。

注

望诊诊察鱼际络脉可候胃气，鱼际肌赤为有热，青主寒主痛。鱼际肌络脉赤而短小属虚。如鱼际肌处常发红，加压后褪色，在西医学中称为肝掌，见于急慢性肝炎或肝硬化患者。

指甲望诊应重视，因其很有诊断价值。

指甲红润光泽是身体健康。指甲色深红为气分热。指甲黄为湿热，患有黄疸。指甲淡白为血虚或气血两虚。指甲青为寒，指甲苍白主虚寒。指甲蓝色或紫黑皆主血瘀。

反甲为指甲扁平而中间部分凹陷者，多为肝血不足。手指足趾甲坏烂因甲床化脓者，多为湿毒、细菌或病毒感染所致；而在现代医学多为细菌或病毒感染所致。痹痛骨痛者见爪甲干枯。指甲苍白又爪枯为肝经郁热所患。

按压指甲变白，减压后复原较慢者，为血瘀或气滞（在现代医学中，多为高脂血症或高黏血症患者）。按压指甲变白，减压后不复红者为血亏。

十指皆见甲印（甲印指甲床起处的月牙形白色部分），而舌边的齿印、腮印不显或看不出者，为内热之体质（简称甲热）。若十指无甲印或仅大拇指有甲印而兼舌齿印、腮齿印皆有者，为虚寒之体质（简称甲寒）。若甲印不依指顺序出现或两手甲印出之不对等者，为寒热错杂之体质。

十、望皮肤

皮肤润泽红黄隐，精气津液都旺盛。
下肢红肿湿热注，肤红如丹丹毒病。
阳黄面目肤尿黄，阴黄晦暗如烟熏。
黑疸肤黄黑晦暗，肤脱如蛇病风病。
肌肤甲错如鱼鳞，血虚血热瘀血成。
眼眶暗黑水饮瘀，水肿按肤有压痕。
肿胀五恶缺盆平，脐突唇黑心背平。
皮肤白斑白驳风，大小不等界限清。

皮红热肿为丹毒，抱头火丹头面生，
小腿和脚为流火，赤游丹身发不定。
天花顶白陷如脐，痘圆盘红根又深，
灌浆色浊浆如脓，结痂脱后要留痕。
水痘传染含水液，肺脾湿热愈无痕，

晶亮皮破易流水，根脚散漫绕红晕。
白㾦白泡高皮肤，颈胸四肢湿温病。

热气疮口鼻唇疱，风热肺胃蕴热熏。
湿疹红痒湿润烂，溃烂水疱成丘疹。
阳斑热证头背胸，斑大成片红紫呈。
阴斑内伤稀少暗，气不摄血随处病。

暑疖三厘火毒生，小圆肿热痛不甚。
手足颜面托盘疔，蛇肚眼头红丝疔，
根硬麻痒邪毒重，易于扩散毒邪蕴。
痈大六到九厘米，高肿盘束灼热疼，
易溃易敛因火毒。疽为气血亏寒凝，
肿暗麻难溃脓，溃后难敛疽为阴。

注

皮肤润泽、红黄隐隐，为精气津液都旺盛。下肢红肿为湿热下注。肤红如丹属丹毒。阳黄见目黄、面黄、肤黄、尿黄，甚或尿黄如浓茶。阴黄则黄色晦暗如烟熏。黑疸肤黄兼紫黑而晦暗，面、手、乳晕、腋窝、外生殖器、口腔黏膜等处可见呈弥漫性棕黑色改变。

皮肤脱如蛇皮为疬风病。肌肤甲错如鱼鳞，为血虚、血热或瘀血所成。眼眶暗黑为水饮、瘀血。水肿者按其皮肤有压痕。肿胀凡见缺盆（肿）平，或心（窝肿）平，或背（肿）平，或脐突，或唇黑者，为水肿五恶，多属难治。

皮肤白斑多在四肢面部等出现，大小不等，界限清楚，病程缓慢，为白驳风（白㿠），多因风湿侵袭、气血失和、血不荣肤所致。

皮肤突然鲜红成片，色如涂丹，边缘清楚，灼热肿胀为丹毒。抱头火丹发于头面部。发于小腿脚上为流火。赤游丹可在全身到处发病，游走不定，这些发出为赤色的皮肤病在上部都因风热化火，在下部者多因湿热化火，也有因外伤、感染所致者。

天花者顶白凹陷如脐，天花痘呈圆盘形有根而深，肤色发红，灌浆色浊浆如脓，结痂脱后要留痕迹。水痘有传染性、水痘含水液色清而液亮，因于肺脾湿热，愈后无痕迹。

阳性斑疹为热证，发于头背胸，斑大成片、呈红色或紫色。阴性斑疹属内伤，所发稀少色暗，因气不摄血所致，可全身随处发病。"气不摄血随处病"即"全身各处都可见到斑疹之病证"。

暑疖由火毒所生，范围局限，多为3cm左右般的小圆形疖子，红肿热痛不甚。疔包括手足疔、颜面疔、托盘疔、蛇肚疔、眼疔、头疔、红丝疔，多发于颜面和手足等处，由刺伤、疫毒、疠毒或火毒所致；疔形如小粟，疮根坚硬、麻痒疼痛，邪毒蕴重，病情变化迅速，易于扩散。

痈面积稍大，直径约6～9cm，高凸红肿、根盘紧束、灼热疼痛，易溃易敛，因于火毒所致。疽为阴证。疽为气血亏虚，寒痰凝滞，肿暗麻胀，难于溃脓，溃后难敛。

十一、麻疹、风疹、瘾疹

麻疹高热传染病，咳嚏涕泪发红疹，
耳后红丝耳根冷，形如麻粒触手征，

初起稀疏逐渐密，头面胸腹四肢身，
顺证麻疹桃红色，身热渐退疹回隐；
若见疹黑滞暗枯，淡红淡白喘息昏，
疹从四肢到腹胸，暴收暴敛皆险证。

风疹卫分稀隆起，碍手痒时发又止。
瘾疹淡红营血虚，搔之大片丘疹起，
或如云片高皮肤，疹痒时现时隐止。

注

麻疹是高热性传染病，分为麻疹初起，见形、恢复期共 3 期。症状为：耳后见红丝、耳根冷凉，咳嗽、喷嚏、流涕流泪，即涕泪汪汪。麻疹小、形如麻粒，高出皮肤，摸之触手征象。麻疹初起稀疏，逐渐密发，初发顺序为头面、胸腹、四肢及全身。顺证麻疹桃红色，身热渐退疹回隐。逆证麻疹则色黑而暗滞焦枯，或淡红，或淡白，或紫暗者，或疹点隐没而见神昏喘息者，或疹从四肢先见而后内延腹胸且大热不退者，或暴收暴敛者，或发不依时者，皆为逆证险候。

风疹只在卫分，不传入气分血分营分，所发稀而细小、稍见隆起，抚之碍手（为疹的特点）搔痒者时发又时止。

瘾疹淡红为营血方虚，搔之大片丘疹起，或如云片高皮肤，疹痒时现时隐止（荨麻疹之象）。

有关皮肤病之白瘖、痱子、热气疮、缠腰火丹、湿疹、痈、疽、疔、疖、白疕、癣证等因易掌握，故本诀从略，另见本套书四易口诀"《中医外科学四易口诀》"部分。另外，人体的排泄物（泪、涕、涎、二便、带下、呕吐物等）均以清稀稠浊白黄等审寒热虚实，一思即明，故注略。

第三节 舌 诊

一、舌诊原理

舌诊中医特色诊，舌心苗窍血上荣，
舌与心脾胃密切，心主血脉主神明，
脾连舌本散舌下，脾开窍口味觉灵，
脾主运化生气血，舌苔胃气熏蒸成。
肝血主筋络舌本，肾精循喉夹舌本，
膀胱经筋舌本结，肺上咽喉连舌根，
其他脏腑经络通，气血盛衰变化呈。
舌面丝蕈轮叶乳，丝蕈乳头舌象成，
轮廓叶状味觉关。丝状乳头三二分，
扁平上皮角化脱，物渣唾液舌苔云。
蕈状圆球根细小，舌尖舌边丝乳分，
蕈状乳头舌质变，轮廓乳布舌体根，
叶状乳舌后两边，叶状乳头退化形。

注

舌诊是中医的特色诊断之一。舌为心之苗窍，心血上荣于舌。舌与心脾胃的关系最为密切。心主血脉、主神明，人体气血运行情况可反映在舌质的颜色上。心主神明，舌体的运动受心神的支配，舌运动是否灵活自如，语言是否清晰，与神志密切相关。故舌可以反映心、神的病变。

舌为脾之外候，足太阴脾经连舌本，散舌下，舌居口中司味觉，脾气通于口，脾开窍于口。脾主运化、化生气血。因此，中医学认为：舌苔是由胃气熏蒸谷气上承于舌面而成。

肝藏血、主筋，足厥阴肝经络舌本。肾藏精、足少阴肾经循喉咙、夹舌本；足太阳膀胱经的经筋结于舌本；肺系上咽喉连舌根；其他脏腑组织由经络沟通，也直接或间接与舌产生联系，因此，脏腑病变时，舌象会有相应变化，故舌象为观察脏腑气血盛衰的窗口。

从现代解剖学可知：舌面有许多突起的舌乳头，有丝状、蕈状、轮廓和叶状乳头 4 种，其中丝状乳头和蕈状乳头与舌象的形成密切相关，轮廓乳头和叶状乳头与味觉相关。丝状乳头最多，占舌面前部分的 2/3，它的复层扁平上皮常有角化和脱落，混以食物残渣、唾液等，使舌黏膜表面覆以一层白色薄苔，这就是舌苔。蕈状乳头上部钝圆如球，根部细小呈蕈状，多在舌尖及舌边，分散在丝状乳头之间，蕈状乳头血管丰富，形态及色泽的变化是舌质变化的主要因素。轮廓乳头分布于舌根与舌体的交界处。叶状乳头在舌体后两侧边缘，人类叶状乳头已经退化，只有新生儿较为明显。

二、望舌要点

> 舌诊正确选光线，姿势顺序揩舌看，
> 时间季节或舌伤，年龄体质与习惯。
> 伸舌姿势口腔扰，药食染苔和光线。
> 舌尖心肺与上脘，舌根属肾和下脘，
> 舌中中脘与脾胃，舌的两边属肝胆。
> 苔体润燥因津液，唾为肾液脾为涎。
> 左有金津右玉液，润燥津液盈亏关。

注

①舌诊时要选好光线，以自然光最好。如在夜晚、诊室光暗、灯光下等，皆应考虑其对舌象的干扰因素。

②诊舌时患者的姿势要正确，医师要注意观察顺序，并要揩舌或刮舌以观察舌质与舌苔的情况。

③要注意染舌染苔（吃食物或药物引起）、季节、时间、有无舌创伤、年龄、体质及生活习惯等对舌象的影响。还要注意伸舌姿势和口腔本身对舌的影响，特别要注意饮食药物染苔和光线对舌的影响。

④以舌尖部候心肺和上脘之疾，舌后根候肾和下脘，舌中候脾胃和中脘，舌的两边候肝胆，再结合其他诊法。

⑤舌苔和舌体的润燥与津液盈亏有关，舌下肉阜部左有金津穴，为脾胃津液即"涎"上潮的孔道，右有玉液穴，为肾的津液即"唾"上潮的孔道。"唾涎"为津液的一部分，其生成与输布与脏腑功能，尤其与肾脾胃等脏腑的关系最为密切，故察舌体的润燥可判断体内津液之盈亏及病邪性质的寒热。

三、舌诊总诀

常苔薄白质淡红，有神光泽荣润红，
无神枯板运动呆，虚寒淡白热则红。
苔紧贴舌谓有根，一下刮去是无根。
舌苔逐渐消长好，骤长骤消是危证。
疾病初期和中期，无根之苔病情轻。
新病假苔病轻微，久病假苔危险临。
病初中期真苔厚，胃气望实病重深。

疾病后期有根好，邪正消长厚薄明，
津液存否察润燥，脾胃湿浊腐腻分，
剥落及根测胃气，正气盛衰舌质评，
舌质脏血苔腑气，舌苔舌质合参审。

白苔主表主寒证，黄苔主里主热证，
苔色浅黑叫灰苔，阴寒内盛里热盛。
黑苔病危要慎重，绿苔瘟疫湿温病，
苔润津液还没伤，苔燥热盛津伤损，
苔润起裂主气虚，苔干起裂热伤津。
滑苔痰饮寒水湿，腐苔痰浊饮食停，
腻苔湿浊阳气遏，霉酱苔是湿热呈。
霉酱糜点如饭粒，胃体腐败危重病。
垢腻苔为饮食积，黏腻苔是痰湿人。
湿浊伤津苔燥腻，滑腻苔者患水饮。
湿热舌苔黄厚腻，痰饮水湿苔滑润。
舌淡瘦薄气血虚，阳虚舌胖淡滑嫩。
胃阴虚则光无苔，气阴两伤舌如镜。
地图花剥气阴虚，或是痰湿蕴积证。
全苔中焦痰湿阻，偏苔须从部位诊。
苔剥滑腻正气虚，阳气将绝白如镜。
厚腻舌苔突消退，胃气将绝将丧命。
猪腰舌是胃气绝，瘦薄无苔胃气绝，
胃气阴涸镜面舌，砂皮舌者津液竭，
火柿舌为气血败，津涸热炽干荔舌，
舌㿠白统营血虚，赭黑舌者肾阴绝，
舌蓝苔黑白霉危，舌卷囊缩厥阴厥。

注

正常人舌质淡红，舌苔薄白。舌的神气和胃气包括：①舌有神是指舌体运动自如，荣润红活，光泽而有生气。舌无神是指舌体运动呆滞，干枯死板（枯舌），无光泽、无生气。虚证、寒证则见舌质淡白，热证则见舌质红色。②舌有胃气指真苔、有根苔。辨别真苔假苔是看苔之有根或无根。舌苔紧贴于舌谓有根苔，舌苔一下刮就去了是无根苔。舌苔逐渐消长为顺为好，如舌苔骤长骤消可能是危证。在疾病初期和中期，苔易擦去（无根之苔）为病情较轻。疾病后期则苔有根者易愈。舌苔厚者逐渐消薄，无苔者逐渐生长出苔为好，舌苔骤长骤消是危重证。新病见假苔者病情轻微，久病出现假苔者病情危重。病的初期、中期，舌见真苔而厚，为胃气壅实，病情较深重。但如果久病见真苔，为胃气尚存。

因此，舌诊可了解脏腑、气血、津液的强弱和疾病预后的吉凶，具体来说：察邪正消长看舌苔厚薄，望苔之厚薄可明邪正的消长及病邪的深浅，望苔之润燥可察津液的存亡，望苔之厚腻可知脾胃之湿浊（如腻苔上有黏液，颗粒细腻致密而不易刮去，为食积或湿浊阻遏阳气所致。舌苔厚腻而突然消退者是胃气将绝，命危），望苔之剥落及有根与无根可测胃气的盛衰。望舌质可评正气之盛衰。总的来说，望舌质可知脏病、血病（血病重察舌质），望舌苔可知腑病、气病（气病重察舌苔）的情况，这均当把舌质和舌苔合参辨证。

白苔主表主寒证，黄苔主里主热证。苔色浅黑者叫灰苔，为阴寒内盛或黑热炽盛，无论寒热都属重证，黑色越深，病情越重。黑苔为病危，要慎重。绿苔为瘟疫，湿温病。舌苔湿润为津液还没伤，舌苔干燥为热盛、津液已损伤。舌苔湿润或滑润起裂，主气虚证。舌苔干燥（燥苔）起裂，为热已伤津。滑苔为痰饮，寒湿或水湿。腐苔为痰浊，饮食停滞。舌苔湿腻或滑腻为湿浊使阳气阻遏。霉酱苔是湿热证。霉酱苔的糜点如饭粒样，为胃体腐败的危重病。垢腻苔为饮食积滞，黏腻苔是痰湿证。湿浊伤津者为燥腻苔，滑腻苔者为患有水饮。

湿热者舌苔黄厚腻，痰饮水湿者舌苔滑而润。舌淡瘦薄者气血两虚。阳虚则舌体胖、舌质淡、舌苔滑嫩。胃阴虚则舌光无苔。气阴两伤则舌光如镜。地图样花剥苔是胃之气阴两虚证，或是痰湿蕴积证。全苔即苔布满整舌，为中焦痰湿阻遏所致。

偏苔须从部位诊：偏苔要看苔所在的部位，舌尖部苔主心肺之病变，舌两边有苔主肝胆之病变，舌后根有苔主肾之病变，舌中部则主脾胃之病变（但不可拘泥于此，应望闻问切四诊合参）。

舌苔厚腻而突然消退，为胃气将绝，将丧命。猪腰舌为胃气将绝，或舌体瘦薄无苔为胃气将绝。镜面舌是胃无生发之气，是胃之气阴两伤所致。砂皮舌是舌粗糙而起刺如砂皮者为津液枯竭，病危。火柿舌为气血已败。干荔舌为津涸热炽为病危。舌皖白如镜为营血大虚，多为阳气将脱。舌体赭黑为肾阴将绝。蓝舌而见黑苔或白苔，即舌质由淡紫转蓝而舌苔由淡灰转黑，或苔白如霉苔而有糜点，主病危难治。舌淡紫，紫色，暗紫，深紫为瘀血所致。舌体卷缩而兼肾囊缩入，属厥阴气厥，难治。

四、望舌苔

1. 白苔

舌苔白厚又燥干，里热伤津痰浊泛。
舌质淡红苔薄白，太阳外感受风寒。
苔白半边见灰白，半表半里受伤寒。
舌尖红是温病初，苔白质淡润内寒。
粉白苔是感热毒，苔白裂纹温热患；
偏苔白滑质淡红，少阳阴虚湿热缠。

注

舌苔白厚干燥，是里热伤津，上泛浊痰之舌苔。舌质淡红苔薄白，为太阳外感风寒。苔白而半边见灰白，为伤寒之半表半里证。舌尖红是温病初起。舌苔白、舌质淡润为内寒。粉白苔是感受热毒。苔白裂纹是温热所致。舌苔偏起一边，苔白滑、舌质淡红，为少阳证、阴虚证或湿热缠绵。

2. 黄苔

> 黄苔温邪在气分，黄苔兼白感表证，
> 苔黄薄润热不重，黄腻厚润湿热蕴，
> 苔薄黄干津已损，苔厚黄燥重伤津，
> 苔黄焦裂津液枯，黄黑脾肺湿热证。
> 舌干苔黄舌尖黑，下痢肠胃败绝临。
> 苔白黄黑兼合病，或是寒热不和证。
> 苔黄当辨脏腑热，苔黄舌胖寒湿证。

注

黄苔为温邪在气分。黄苔兼白是外感表证。苔黄薄润是热不重。苔黄厚腻而润为湿热内蕴。苔薄黄干是津液已损。苔厚黄燥为严重伤津。苔黄焦裂为津液枯竭。苔黄且黑属脾肺湿热证。舌干苔黄又舌尖黑，是下痢臭水之肠胃败绝的危象。苔白苔黄苔黑皆见者为并病、合病，或是寒热不和证。苔黄当辨何脏腑有热。苔黄舌胖是寒湿证。

3. 灰苔

> 灰苔薄润寒湿证，灰苔干燥属热病，
> 灰苔黑苔里热寒，焦黑病重灰黑轻，
> 苔润灰黑里寒极，苔干灰黑里热盛，
> 苔黑燥裂里热重，阳虚寒盛苔黑润，
> 黑苔芒刺肾阴涸，（苔）黑润虚证或痰饮。

注

灰苔薄润是寒湿证。灰苔干燥属热病。灰苔、黑苔皆属里热或寒证。焦黑苔为病重，灰黑苔为轻。舌苔润而灰黑为里寒已极。舌苔干灰而黑为里热已盛。苔黑燥裂是里热严重，阳虚寒盛者苔黑而润。黑苔起芒刺为肾阴涸竭。苔黑而润为虚证或痰饮。

五、望舌质

> 舌质淡红健表轻，淡白气血阳虚证。
> 亡血夺气枯白舌，红热绛舌热盛证。
> 青紫舌主气血瘀，紫红绛紫已伤津。
> 淡红青紫药食毒，肺壅肝郁先心病，
> 淡紫湿润阳气虚，血脉瘀滞阴寒盛。
> 老舌实证嫩舌虚，胖舌水湿痰饮停。
> 胖舌肿胀湿热毒，瘦薄气血阴火盛。
> 舌起点刺舌芒刺，脏腑热盛血热盛。
>
> 裂纹舌是阴血亏，脾虚阳虚因湿侵。
> 脾虚湿盛齿痕舌，舌胖齿龈寒湿盛。

舌淡齿痕气脾虚，舌胖满口湿痰呈。

舌淡红嫩先天性，或为气血虚病轻。

舌胖肿胀青紫色，血管瘤热酒毒盛，

舌肿胖大又红绛，心脾热盛上攻成。

注

　　舌质淡红为健康，如病则为表证或内伤轻病。舌质淡白为气虚，血虚或阳虚证。舌质枯白为亡血夺气。舌质红为热，舌质红绛为热盛证。舌质青紫主气滞血瘀。舌质紫红、绛紫是红绛舌的进一步发展而来，为干枯少津，热灼营阴已伤津所致。舌质淡红兼青紫为药毒，食毒，肺气壅滞，肝气郁结，先心病。舌质淡紫湿润为阳气虚，血脉瘀滞，阴寒内盛。

　　老舌为实证，嫩舌为虚证。胖舌为水湿，痰饮内停。胖舌而肿胀为湿热毒盛，瘦薄舌为气血两虚或阴虚火盛证。舌起点刺或舌起芒刺，为脏腑热盛或血热盛。裂纹舌是阴血亏极，脾气虚，阳气虚或痰湿。脾虚湿盛为齿痕舌，舌胖有齿龈为寒湿内盛。舌淡有齿痕为气虚或脾气虚。舌体胖大满口为湿痰。舌质淡红颗粒细嫩为先天性病，或为气血两虚但病轻。舌体胖大肿胀兼青紫色，为血管瘤，或邪热证挟酒毒上壅而盛。舌肿胖大又红绛，为心脾积热或热盛上攻所成。

舌质淡白主虚证，寒证气血两虚证。

舌质淡白苔黑燥，患有阳虚内寒证。

苔黄燥裂质淡白，气血两亏浮热升。

苔糙如砂质淡白，热结伤津津亏甚。

舌质淡白润虚寒，光莹气血两虚证。

舌淡无苔气血虚，或是胃肾阴虚证。

舌淡苔明中焦寒，舌淡苔干热伤津。

舌淡胖嫩有齿痕，气虚血虚经闭崩，

脾肾阳虚浮肿泻，舌瘦红干有裂纹，

阴虚火旺阴津损，崩漏子痫恶阻病。

舌质淡红气血虚，痹证水肿或痰饮。

舌裂淡红癌症泻，阴虚火旺胃热盛。

无苔光苔舌鲜红，苔黄厚腻热实证。

舌尖红赤阴火旺，月经过多崩漏症。

舌质红绛营血热，干裂起刺已伤阴。

淡红变红再绛红，热势渐增加病情。

红绛经行吐衄血，先多子痫胎漏崩。

深红干焦内热盛，产后热盆腔炎症。

舌绛枯萎肾阴竭，红胖心脾积热盛。

粗大红刺猩红热，皮肤黏膜淋巴征。

绛暗瘀斑血热瘀，舌绛裂纹热伤阴。

舌紫热寒或瘀血，淡青紫润阴寒甚。

舌质淡紫或青紫，滑润多津为寒证。

边紫肝瘀尖心瘀，绛紫少津热毒盛。

舌青紫暗瘀点斑，血瘀癥瘕痛寒凝。

紫暗瘦小痰瘀热，五脏虚衰热伤阴。

舌紫肿胀多中毒，脾肾阳虚湿痰饮。

舌边发青有瘀血，常兼口渴不欲饮。

全舌紫暗瘀血重，瘀斑瘀点瘀血轻。

全舌发青阴寒瘀，全舌纯青属寒凝（阳郁）。

注

此节注意从舌的各部位去理解掌握。如与舌形重复处，请自选应记的内容。

舌质淡白主虚证，寒证，气血两虚证。舌质淡白、苔黑而燥，患有阳虚内寒证。舌苔黄燥干裂、舌质淡白为气血两亏，虚火上浮、虚热升蒸。舌苔粗糙如砂粒样、舌质淡白为热结伤津，或津液亏甚。舌质淡白而润为虚寒。舌莹光无苔为气血两虚证。舌质淡无苔为气血两虚，或是胃肾阴虚证。舌质淡、舌苔透明为中焦寒证。

舌质淡、舌大胖嫩（胖舌）舌边有齿痕为脾肾阳虚之气虚、血虚、经闭、崩漏、浮肿、泄泻。舌质淡、舌苔干燥为热伤津液。舌体瘦红而干有裂纹，为阴虚火旺、阴津亏损，崩漏，子痫，恶阻病等。舌质淡红为气血两虚，痹证，水肿或痰饮。舌有裂纹、舌质淡红多为癌症或泄泻；或阴虚火旺，胃热炽盛。无苔光苔且舌质鲜红，或苔黄厚腻为热证、实证。

舌尖红赤为阴虚火旺，月经过多，崩漏症。舌质红绛为营血热盛，舌质红绛而干裂起刺已伤阴液。舌质淡红变红再变绛红，为热势渐增、加重病情。舌质红绛在月经行经期间为吐血，衄血，以及月经先期、月经过多、子痫、胎漏、崩漏（先多子痫胎漏崩）。舌质深红干焦为内热炽盛，产后发热，盆腔炎症。舌质绛、舌体枯萎为肾阴将竭。舌体红胖为心脾积热已盛。舌起粗大红刺为猩红热，或皮肤黏膜淋巴综合征。舌质绛暗、舌有瘀斑，为血热致瘀。舌绛有裂纹，为热邪伤阴。舌紫为热，为寒或瘀血。舌淡青紫而润为阴寒盛。舌质淡紫或青紫，滑润多津为寒证。舌边紫色为肝瘀血，舌尖见紫色者多为心脏有瘀血。舌尖芒刺多属心火亢盛。舌质绛紫为少津热毒炽盛。

舌质青紫、紫暗，舌有瘀点、瘀斑为血瘀癥瘕，痛证，寒凝。舌体紫暗而瘦的小舌为血瘀、痰瘀互结、热证、热证伤阴或五脏虚衰的重症。

舌体肿胀而见紫色者（肿胀紫舌）为多种中毒、脾肾阳虚证、水湿停留、湿热痰饮，或酒毒上冲，以及慢性肾功能衰竭，尿毒症等。

舌边发青有瘀血，常兼口渴不欲饮。全舌紫暗为瘀血很重，若非全舌而局限性的瘀斑、瘀点，为瘀血稍轻。全舌纯青为阳郁寒凝血瘀。凡见舌淡紫、青紫、暗紫、深紫，都是瘀血所致的舌征。

六、望舌形

舌老坚敛粗糙厚，无论何苔热实证。

舌嫩浮胖纹理细，不管何苔寒虚证。

胖大水湿痰饮阻；胖嫩苔滑阳虚证。

淡胖裂纹脾虚湿；淡白裂纹血虚呈。

舌体胖大红肿胀，心脾积热酒毒成，

肾功不全血管瘤，中毒水肿痰湿病。

舌体瘦瘪气血虚，阴虚火旺津亏甚。

舌体淡瘦气血虚，经迟量少或闭经。

舌体痿软阴液枯，痿软舌红胃阴损，

舌见齿印属脾虚，气虚阳虚寒湿盛。

舌红星点阳明热，肝胆郁热温毒熏。

舌生芒刺苔黄燥，肝胆胃肠心火淫。

注

舌形见舌老坚敛、粗糙而厚，无论何苔都属热证、实证。舌嫩、浮胖、纹理细，不管何苔都是寒证、虚证。

舌体胖大为水湿，痰饮内阻。舌体胖嫩，苔滑为阳虚证。舌体淡胖而有裂纹属脾虚湿滞。舌体淡白而有裂纹属血虚证。舌体胖大、红肿而胀，属心脾积热、酒毒、肾功能不全、血管瘤、中毒、水肿或痰湿。舌体瘦瘪为气血虚弱，阴虚火旺，津液亏损。舌体淡瘦而薄是气血两虚，月经后期，月经延迟，月经量少，闭经。舌体痿软为阴液枯竭。舌体痿软、舌红，属胃阴亏损。舌见齿印属脾虚，气虚，阳虚，寒湿盛凝。舌红星点斑驳为阳明热证，肝胆郁热或温毒熏蒸。舌生芒刺，如舌中部生芒刺、舌苔黄燥，则主胃肠实热太盛。"肝胆胃肠心火淫"之属何脏腑之热，应结合舌之芒刺、黄苔所在的部位去辨别。

七、望舌态

伸舌热毒已攻心，或是正气已绝症。

缩舌阴虚热伤津，中风厥证温热病。

木舌转动不灵活，风痰阻络心火成。

重舌难言吃不下，痰火风痰心火盛。

舌面生痈心火热，舌下生痈脾肾热，

舌疔舌菌心脾火，舌疮凸实凹虚别。

舌生斑点热毒盛，心热血热胃中热。

舌衄肝火胁痛晕，胃火口渴大便结。

舌底脉络紫又青，曲张气滞血瘀证。

气虚血虚舌瘦薄，经稀胎萎前后症。

舌体强硬言謇涩，痰浊心包热伤津，

中风先兆或中风，强硬总属脏腑病。

舌体痿软阴亏极，气血极虚热伤津。

舌颤酒毒或阳虚，气血两虚热风生。

舌歪肝风、脑软化，中风、颅内肿瘤起。

吐舌疫毒正气绝，弄舌风兆或低智。

舌缩寒热痰饮虚，舌纵实热痰火虚。

舌麻痹因肝风动，风气挟痰心血虚。

注

伸舌为热毒攻心，或是正气已绝症。缩舌为阴虚内热，热已伤津，中风厥证或温热病。木舌是转动不灵活，是风痰阻络或心火上炎所成。重舌则难以语言，吃不下，因于痰火、风痰或心火炽盛。

舌面生痈属心火热；舌下生痈属脾肾热。舌疔舌菌属心脾火。舌疮凸起为实证，凹陷属虚证。舌生斑点为热毒炽盛，见于心热、血热、胃中热。舌衄因肝火所犯则胁痛头晕。舌衄胃火则口渴，大便秘结。舌底脉络青紫，又曲张为气滞血瘀证。

气虚、血虚则舌体瘦薄。"经稀胎萎前后症"即月经过稀，胎萎不长，绝经前后诸症。舌体强硬（强硬舌）为心包积热，痰浊内阻，邪热伤津，中风先兆或中风；总之，舌体强硬总属脏腑病。舌体痿软（痿软舌）为阴血亏极，气血极虚，热盛伤津。舌颤（颤动舌）为酒毒，阳虚，气血两虚或热极生风。舌歪（歪斜舌）为肝风、脑软化、中风、颅内肿瘤。吐舌为疫毒、正气将绝。弄舌风兆即弄舌为中风先兆。弄舌还可以是低智的表现。舌缩为寒证、热证、痰饮或虚证。舌纵为实热、痰火、虚。舌麻痹因肝风内动，风气挟痰或心血亏虚。

八、现代医学对口、舌、唇的望诊

口唇发绀是缺氧，核黄素缺口角炎。
贫血、虚脱唇苍白。颊黏血肿或瘀斑，
乃是出血性疾病。麻疹早期可看见，
二磨牙（的）颊黏膜处，针头大小白色斑。
腮口黏膜有红肿，流行化脓腮腺炎。
舌淡贫血缺营养，舌紫心肺功不全，
草莓舌是猩红热，舌色红绛急性感（染），
口歪脑血面神麻。舌象牛肉缺烟酸，
舌下神麻偏患侧，舌颤甲亢，神经官。
齿龈灰黑铅中毒，龈肿流脓牙周炎。
龈衄血液系统病，坏血病或牙石患。

注

口唇紫绀是缺氧。口角炎是核黄素缺乏症。贫血、虚脱者口唇苍白。出血性疾病时，颊黏膜可有血肿或瘀斑。麻疹早期可看见在二磨牙的颊黏膜处，有针头般大小的白色斑点。流行化脓腮腺炎可在腮口黏膜有红肿。舌淡是贫血，缺乏营养。舌紫是心肺功能不全。草莓舌是猩红热。舌色红绛为急性感染。口角歪斜见于脑血管疾病和面神经麻痹。舌像牛肉是烟酸缺乏症。

舌下神经麻痹时，伸舌时舌尖偏向患侧。伸舌时有颤动，见于甲状腺功能亢进症和神经官能症患者。齿龈灰黑是铅中毒。牙龈红肿流脓是化脓性牙周炎。龈衄即龈缘出血，见于血液系统病、坏血病或牙石等。

九、舌诊的临床意义

舌诊正气盛衰呈，病位深浅病邪性，
断病进退与预后，舌质内脏虚实情，
舌苔胃气邪深浅。舌质红润气血盛，
舌质淡白气血虚，胃气旺盛薄白润，
胃败胃阴光无苔。苔厚里病病位深，
苔薄病初病位浅。舌绛营血热已深。

黄苔为热白为寒，腐腻食积痰湿病，
瘀血舌质瘀点斑。苔燥转润薄病轻，

舌苔由润转干燥，热盛津液渐伤呈。
苔白转黄黑入里，由轻变重化热证。
舌荣有神舌有苔，正虚胃败枯无根。

注

舌诊的临床意义可总结为：①判断正气的盛衰。②分辨病位的深浅。③区别病邪的性质。④推断病势的进退。⑤推测病情的预后。

正气盛衰的判定方法为：舌质红润为气血旺盛，舌质淡白为气血两虚；舌苔薄白而润为胃气旺盛；舌光无苔为胃气衰败或胃阴大伤。

病位深浅的判定方法为：舌苔之厚薄见于外感热病中可反映病位的深浅。疾病之初发则舌苔薄，如舌苔原则病邪渐入里为病位渐深；绛舌为热入营血，病位更深，病情更重。

病邪性质的判定方法为：黄苔为热，白苔为寒，腐腻苔为食积痰湿，舌质见瘀斑或瘀点为血瘀证。

病势进退的判定方法为：舌苔由干燥转润而薄为病情转轻，病邪渐退而病情好转；舌苔由润转干燥为热盛使津液渐伤而病情转严重；舌苔由白转黄再转黑为病邪入里，病情由轻变重，由寒化热证。

病情预后的判定方法为：舌荣有神则舌面有苔，舌态又正常者为邪不盛、正未伤、胃气未败，预后较好；而正气亏虚，胃气衰败则舌质枯晦、舌苔无根、舌态异常，病情多凶险。

附：危重舌象

危重舌象脏腑乱，阴阳气血精津竭。
猪肾胃绝热伤阴，胃气阴竭镜面色。
砂皮舌是津液枯，内脏败坏火柿舌。
干荔热极津枯变，瘦薄无苔胃气绝，

赭黑肾阴绝危险，囊缩舌卷厥阴难，
舌强语謇瘫痰瘀。舌质淡紫转成蓝，
舌苔淡灰转黑色，或者苔白霉糜点，
这是难治危重病，十种逢之多危险。

注

危重舌象见于病情发展到危重阶段，脏腑气机紊乱，阴阳气血精津皆受煎灼告竭。

①猪肾舌为热病伤阴，胃气将绝，病危。

②镜面舌为胃气、胃阴枯涸，舌色㿠白如镜，毫无血色，又叫㿠白舌，为营血大亏、阳气将脱，病危。

③砂皮舌为津液枯竭，病危。

④火柿舌为内脏败坏，病危。

⑤干荔舌为热极津枯，病危。

⑥瘦薄无苔舌为胃气将绝，病危。

⑦赭黑舌为肾阴将绝，病危。

⑧囊缩卷舌为厥阴气绝，病危。

⑨舌强语謇指舌体强直，转动不灵，且语言謇涩，为中风瘫痪、痰瘀阻络，难治。

⑩舌质由淡紫转蓝且舌苔由淡灰转黑，或者苔白如霉点、糜点，为病危难治。

以上10种危重舌象，遇之皆险。

第四节　望小儿示指指纹

小儿治病先望诊，食指指纹最为重。
食指络脉色浅红，微黄隐于风关中①。
红紫寒热长短向，淡滞虚实三关轻重。
脉络浮露病在表，沉隐主里病渐重②，
紫红内热鲜红寒③，色青主痛又主风。
脉络淡黄为脾虚，紫黑闭阻病危重④，
青红显露风寒表⑤，淡红不浮脾虚从，
青紫而浮风热表⑥，青紫而沉食滞壅，
深红紫暗郁热滞⑦，络脉增粗实证攻⑧。
络色浅淡主虚证，深浓为滞邪实重⑨。
络脉渐短病退轻，络脉渐长病进重⑩。
单枝斜形主病轻，曲环多枝为病重⑪。
络显风关病轻浅，透至气关病加重，
络显命关邪入脏，三关脉络测轻重⑫。

注

小儿四诊不能全备，以望诊为主（另见本书诊断学部分），更以望食指指纹的轻重为儿科的特有诊法。其诊法原则为：浮沉分表里，红紫辨寒热，淡滞定虚实，三关测轻重。长短向即长短断进退。

①正常的食指络脉色泽浅红，红黄相兼，隐约见于风关之内（即指纹的显露部位不显于风关以上为正常）。

②浮沉分表里，即络脉浮露为病在表，多见于外感表证；络脉沉隐者为沉，主病在里，多见于外感和内伤杂病的里证。

③红紫辨寒热，即络脉色紫红主热，鲜红主寒或外感表证。

④络脉色紫黑者为血络闭阻，示病危笃。

⑤络脉色青红显露者，多属风寒表证。

⑥络脉色青紫而浮者，多属风热表证。

⑦络脉色深红紫暗者，多是热邪郁滞。

⑧络脉增粗者为实证、热证，变细者为虚证、寒证。

⑨淡滞定虚实，即络脉色浅者为淡主虚，色深浓者为滞、其病属实。

⑩长短断进退（方向），即络脉日渐增长为病进、加重，络脉日渐缩短为病退、减轻。

⑪络脉出现单枝、斜形者多属病轻，出现变曲、环形、多枝者为病重，多属实证。

⑫三关测轻重，即络脉显于风关之内者为病浅或病轻，从风关显至气关者，为邪已深入里属病重，显至命关者邪入脏腑，可能危及生命。络脉从风关直达显见于食指的尖端者，叫"透关射甲"，若非一向如此，为病情重危凶险，预后不佳。当全面分析后，指纹与病情不符时，要"舍纹从证"，不可拘泥。

第五节 望 排 泄 物

痰稀白泡沫风痰，肝风挟痰上扰犯。
湿痰易咳白滑多，肺阴肝火红血痰，
痰中脓血是肺痈，燥痰黏稠咳出难，
热痰稠黄有痰块，严重咳咯条索痰。
感寒鼻涕清稀多，鼻涕黄稠风热感。
热蕴已久正气虚，久流浊涕为鼻渊。
寒呕不臭多清稀，热呕吐物臭秽酸。
呕吐酸腐饮食伤，痰饮振水清痰涎。

黄绿苦水肝胆热，脓血食杂胃痈鉴。
热暑便黄臭秽气，寒湿水样清稀便。
肠癌痢疾脓血黏，白陶土便是黄疸。
燥热伤津羊粪便，阴亏失润大便难。
虚寒尿清又尿长，实热伤津尿黄短，
尿血淋证肾膀癌，血液病或传染感。
石淋尿中有砂石，尿浊如脂如米泔。

注

痰：咳痰清稀而白多夹泡沫为风痰，因肝风挟痰上扰所致。湿痰则易咳出，痰白滑而量多，因脾失健运所致。血在痰中（血痰），而血色鲜红为咳血，因肺阴亏虚或肝火犯肺热伤肺络所致。痰中脓血并见而腥臭者为肺痈，是热毒蕴肺日久而肉腐血败成脓所致。燥痰黏稠难咳出者，由热邪犯肺伤津，或肺阴虚津亏、清浊失职所致。热痰是痰黏稠有痰块，严重者可有条索状痰，为热邪犯肺、煎熬津液、肺失清肃所致。

涕：鼻涕清稀而多为感寒邪。稠臭者为感风热。热蕴日久或正气虚，久流浊涕者为鼻渊。

呕吐物：寒呕则呕吐物多而清稀不臭。热呕则呕吐物酸腐臭秽。饮食所伤，则呕吐酸腐。痰饮停于胃肠，则胃内有振水声而呕吐清水痰涎。呕吐黄绿苦水为肝胆湿热，因肝气犯胃、胆汁上溢所致。呕吐物中央脓血食物为胃痈。

大便：湿热或中暑则大便黄而臭秽。寒湿则大便水样清稀不臭。肠癌或痢疾则便下脓血、黏冻。白陶土样大便为黄疸。便燥如羊粪为热伤肠中津液，或阴亏失润而大便难。

小便：虚寒者尿清尿长。实热伤津则尿黄赤而短。尿血为石淋、热淋、肾癌、膀胱癌、血液病或传染病。石淋则尿出砂石。尿浊则尿色如脂膏如米泔，因脾肾亏虚、清浊不分，或湿热下注、气化失常失于制约所致。

第六节 望 二 阴

前阴肾管聚宗筋，太阴阳明会前阴，
冲任入胞肝绕前，前阴病关肝膀肾。
后阴肾脾胃肠肾，大肠传导脾升运。
阴囊肿大多疝气，瘀水脉曲丸肿呈。

红肿寒热阴囊痛，男女阴痒发湿疹，
阴虚血燥苔藓变，子宫脱垂叫阴挺。
肛裂热燥阴津亏，痔疮痛血内外混。
肛瘘脓粪瘙痒痛，脱肛肛门松弛症。
肛痈肿痛红如桃，容易形成肛漏病。

注

　　前阴由肾所管，宗筋所聚。太阳、阳明会于前阴。阴户通于胞宫。冲、任脉入胞宫，肝经绕前阴，前阴病变与肝膀肾有关。后阴为肾所司，后阴与脾、胃、肠、肾有关，大肠传导糟粕，脾主升提内脏，主运化。阴囊肿大多为疝气，瘀血，水液停留，或脉络迂曲，睾丸肿胀。阴囊红肿，寒热交作为阴囊痛。男女阴痒为发湿疹。阴虚血燥则苔藓样改变。子宫脱垂叫阴挺。

　　肛裂多因热结肠燥，阴虚津亏。痔疮肿痛流血为内痔、外痔、混合痔所致。肛瘘反复流脓流粪，瘙痒疼痛。脱肛见于肛门松弛症。肛痈则肿痛、红如桃，容易形成肛漏病。

第二章 闻 诊

一、正常声音

男音声音低而浊，女声声音高而清，
童声尖利而清脆，老声深厚而低沉，
喜声欢悦怒急厉，恐声断续惨烈情，
敬声正直而严肃，爱声温柔而多情。

注

男音声音低而浊，女声声音高而清，童声尖利而清脆，老声深厚而低沉，喜声欢悦怒急厉，恐声断续惨烈情开，敬声正直而严肃，爱声温柔而多情。

二、病变声音

病变声音混不清，声重翁鸣外感证，
湿浊阻滞或鼻炎。音哑失音都叫"暗"，
新病金实不能鸣，久病金虚也不鸣，
津亏肺损肺肾虚。惊呼剧痛或受惊。
成人剧痛精神失，小儿惊呼是受惊。

注

病变声音浑浊而不清，声重翁鸣浑浊为外感，湿浊阻滞证或鼻炎。音哑失音都古代叫"暗"，新病金实不能鸣，久病金虚也不鸣，见于津亏肺损、肺肾阴虚。惊呼为剧痛或受惊恐，或精神失常，小儿惊呼是受惊。

三、闻语言

狂言语无伦次实，谵语恍惚有力实。
郑声恍惚音弱虚，独语虚证见人止。
错语常人或病人，言謇舌强语不利。
肝气郁结则太息，胃气上逆发呃逆。

注

闻诊中的闻声音包括语声、呼吸声、咳嗽声、呕吐声、喷嚏声、太息声、肠鸣声、呃逆声、嗳气声等的辨证内容，在本书中的各证的临床表现的口诀中已分别编入，为减轻记忆负担，此处内容不再另行编辑。

闻语言中因有狂言、谵语、郑声、独语、语言謇涩、错语当别，故在此编出口诀。狂言以狂为特点，症见语无伦次，狂妄哭骂，不避亲疏，甚至登高而歌、弃衣而走，多为阳热实证，或伤寒蓄血证。

实则谵语，虚则郑声。谵语以神志恍惚不清、神昏谵语为特点，症见语无伦次，声音有力，属实证、热证，或内伤痰凝等病证。郑声以声音低弱、时断时续为特点，症见神志恍惚不清，语言重复，属虚证，多是心气大伤、精神散乱（则郑声）的表现。

独语以独自言语、见人则止为特点，症见喃喃自语不休，首尾不续，属虚证，多是心气不足、神失所养的表现，常见于癫病患者。

语言謇涩以舌体强硬，谈吐不利为特点，见于温病热入心包，或痰蒙清窍，以及中风患者。

错语以语言错乱，说后自知为特点，可见于病人或常人。虚损者见错语则为心气受损，神失所养。

肝气郁结则太息，胃气上逆则发呃逆。

四、闻诊呼吸

1. 喘

形气皆病呼吸变，气粗急促实证患，
风寒痰热痰饮病，水气凌心射肺鉴。
气微徐慢为虚证。喘证短急呼吸难，
肺气不足肺肾亏，体弱脉虚动更喘。
张口抬肩鼻翼扇，不能平卧肺肾关。

注

一般而言，有病但呼吸正常是形气未病。若呼吸异常是形气皆病。

呼吸气粗而急促为实证，见于风寒袭肺、痰热壅肿、痰饮停肺或水气凌心射肺等致肺失清肃，肺气上逆所致。呼吸气微而徐徐缓慢为虚证，见于肺气不足、肺肾亏虚者，其体弱脉虚无力，动则喘甚。

以上可知，气喘证表现为：呼吸短促急迫，呼吸困难，甚至张口抬肩，鼻翼扇动，不能平卧；气喘证多与肺肾有关，临床有虚实之分。

2. 哮

哮证哮鸣病缠绵，反复发作急如喘。
痰饮内伏感外邪，酸咸生冷居住寒。
喘不兼哮哮必喘，喘息急迫呼吸难。
哮是喉间哮鸣声，喘哮同见叫哮喘。

注

哮鸣是喉间有哮鸣音，病情缠绵难愈，反复发作，呼吸急促似喘。多因痰饮内伏，复感外邪而诱发（伏痰引发），也可因过食"酸咸生冷"或居处寒湿之地而诱发。

喘不兼哮，但哮必兼喘。喘是多种疾病都可能出现的一个症状，哮是一个独立病种。喘是气息急迫，呼吸困难。哮是喉间有哮鸣声。喘和哮同时发作叫哮喘。

3. 短气

短气呼吸短促急，浅促气短不足息，
似喘无声不抬肩，但卧为快入少气，
虚证短气气息微，体虚清瘦精神疲。
实证声粗胀满闷，痰饮胃肠积气滞。

注

短气是指呼吸短促气急，浅促气短不足以息，似喘无声（喉中没有痰鸣声音）不抬肩，出多入少，但卧为快。短气有虚实之分。虚证短气见气息微弱，体虚消瘦，精神疲惫。短气实证见呼吸声粗气急，胸闷腹胀痞满，常因痰饮、胃肠积滞和气滞所致。

4. 少气

少气气微呼吸弱，声低气少不足息，
言语无力虚劳损，肺肾气虚虚体质。

注

少气又叫气微，是呼吸微弱而声低，气少不足以息，言语无力的症状。少气为诸虚劳损，多因久病体虚或肺肾亏虚体质者。

5. 鼻鼾

鼾声熟睡昏迷人，睡姿不当鼻腔病，
胖老痰多中风脏，昏睡昏迷高热昏。

注

鼾声指熟睡或昏迷时发出的异常呼吸音，可因睡姿不当或鼻腔病所发，在肥胖、老年人、痰多者较多发。如昏迷不醒或神志昏迷而发鼾声者，多属高热神昏，或中脏腑的中风患者。

6. 咳嗽

有声有痰叫咳嗽，有痰无声谓之嗽，
有声无痰叫做咳。实证重浊闷咳嗽，
虚证咳嗽声低微。咳声重浊痰白稀，
鼻塞不通风寒袭，痰多易咯痰浊起。
咳声紧闷为寒湿，咳声清脆燥热嗽。
短暂片刻为风咳，夜咳肺肾阴虚嗽，
脾虚咳嗽天亮重，黄痰闷咳肺热嗽。
咳嗽声高痰稠黄，不易咯出热证伤。
干咳少痰难咯出，阴虚肺燥燥邪酿。
阵咳连续不断咳，咳鸡鸣声百日咳，
风热痰热搏结呈。白喉咳如犬吠般，
白膜生长易出血，声音嘶哑呼吸难。

注

有声有痰叫咳嗽，有痰无声谓之嗽，有声无痰叫做咳。

咳嗽实证则咳声重浊沉闷，咳嗽虚证则咳声低微。

咳声重浊痰白清稀、鼻塞不通，因风寒袭肺。痰多易咯，为痰浊阻肺。咳声紧闷为寒湿，咳声清脆为燥热，咳声短暂片刻为风咳，夜咳为肺肾阴虚，脾虚咳嗽则天亮咳嗽为重。咳嗽咯吐黄痰、闷咳，为肺热咳嗽。咳嗽声高而响、痰稠色黄，不易咯出为热证所伤，或因热邪犯肺。干咳无痰少痰而难咯出，为阴虚肺燥或燥邪犯肺。

阵发性咳嗽连续不断，咳时有鸡鸣样回声叫百日咳，因风热与痰热搏结所致。

患白喉者咳嗽如犬吠般，又见喉中白膜生长易擦破出血，声音嘶哑，呼吸困难。

7. 呕吐

呕吐食物痰症状，胃气上逆失和降，
有声无物叫干呕，有声有物呕吐框。
有物无声谓之吐。呕吐寒热虚实酿，
吐慢声低清稀虚，猛吐声高稠热伤。
喷射呕吐热扰神，脑髓有病头颅伤。
呕吐酸腐饮食伤，同餐群呕中毒伤。
朝食暮吐叫胃反，饮后呕吐水逆上。

注

呕吐指食物痰涎从胃中上涌，从口中吐出的症状，因胃气上逆、胃失和降所致。有声无物叫干呕，有声有物叫呕吐。有物无声谓之吐。

呕吐分寒，热，虚，实。呕吐缓慢声音低微，呕吐物多而清稀为虚证。实证则猛吐声高，吐势较猛，呕吐黏稠黄水，或酸或苦，为实热或热邪犯胃所致。

喷射性呕吐多为热扰神明，或因脑髓有病、头颅受伤。呕吐酸腐为饮食所伤，多人同餐多人呕吐为食物中毒。

朝食暮吐，暮食朝吐叫胃反，为脾胃阳虚证。口干欲饮，饮后呕吐为水逆，因饮邪停胃、胃气上逆所致。

8. 呃逆

呃逆胃气上逆起，不由自主声冲击，
声短而频呃呃响，气滞痰饮食寒致。
久病声低无力虚，新病实证有力实。
久病重病胃气败，声低无力呃不止。
呃逆寒热虚实辨，外感内伤辨证施。

注

呃逆为胃气上逆所起，不由自主，呃声冲击，声短而频、呃呃作响。因气滞，痰饮，饮食，外感寒邪所致。

呃逆久病声低无力为虚证。新病、实证则呃声有力。久病重病、胃气衰败危候者，呃逆声低无力、呃逆不止。呃逆以寒，热，虚，实辨证，辨别外感与内伤施治。

9. 嗳气

嗳气又叫饱膈噫，嗳酸胀满饮食实。
频频呃气矢气舒，情志变化因肝气。
频嗳无酸脘腹冷，声低无酸纳呆脾。

注

饱食或饮碳酸饮料之后嗳气，为正常，不属病态。嗳气又叫饱膈，噫。

实证嗳气酸腐，恶心胀满，饮食积滞。频频呃气，矢气则舒，时轻时重，随情志变化，为肝气犯胃。频频嗳气无酸腐之感为脘腹寒冷，得温则减轻，为因于胃寒（胃阳虚或寒邪犯胃）。嗳气声低无酸腐感，纳呆，为胃脾虚弱。

10. 太息

太息叹气情志郁，胸闷叹吁肝气郁。

注

太息又叫叹气，是指情志抑郁，胸闷不舒时发出的短叹声或长吁声，多为情志不遂、肝气郁结的表现。

11. 喷嚏

喷嚏鼻响肺气逆，注意次数和兼症。
风寒发热流清涕，反复喷嚏多虚证。

注

喷嚏是肺气上逆于鼻发出的响声。要注意喷嚏的次数及有无兼症。偶发喷嚏，不属病态。外感风寒有恶寒发热鼻塞喷嚏流清涕。如反复喷嚏，鼻痒流清涕多为气虚、阳虚加受外邪侵袭所致（类似于过敏性鼻炎）。

12. 肠鸣

肠鸣胃肠蠕动声，强度音调次数频，
结合食呕便嗳辨，传导失常阻塞成。
得温得食肠鸣减，饥寒加重虚与寒。
胃肠水声为停饮，肠鸣高亢急痞满，
风寒湿侵气机乱。饮食不洁泻水便，
便急难忍腹中疼。肝脾不调痛泻兼，
肠鸣稀少传导碍，实热蕴结气机碍，
肝气不和气机郁，阴寒凝滞阻塞得，
肺脾气虚传导别。肠痹肠结无鸣音，
脘腹拒按胀满痛，气滞不通之重症。

注

肠鸣音是胃肠蠕动所产生的声响，临床要注意肠鸣音强度、音调、肠鸣次数、频率，要结合饮食、呕吐、排便和嗳气去辨别，为传导失常或阻塞不通而成。

肠鸣得温得饮食则肠鸣音减少，饥寒肠鸣音加重，为中气不足、胃肠虚寒。胃肠中有辘辘水声为胃肠停饮。肠鸣音增多的辨证：肠鸣音高亢而频急、痞满泄泻，为风寒湿邪侵袭使气机紊乱所致。饮食不洁则泻水样便，呕吐，便急难忍，腹中疼痛。肝脾不调则痛泻交作，泻后痛减，胸胁满闷不舒。

肠鸣音稀少多因：①传导功能障碍所致，实热蕴结、气机受阻碍而得；②肝气不和，气机滞郁而不通，阴寒凝滞阻塞而不得通；③肺脾之气虚，肠道虚弱而传导无力。患肠痹或肠结时肠中无鸣音，脘腹拒按胀满疼痛，多属肠道气滞不通之重症。

五、嗅气味

鼻臭鼻蕈鼻渊病，汗出腥臭湿热蕴。
口臭口疮脏腑热，宿食龋齿口不净。
口气臭秽又难闻，牙龈腐烂牙疳病。

便溏腥臭阳虚寒，酸腐臭秽实热证，
腐臭味是疮溃腐。尿黄腥臭湿热证。
腋窝出汗为狐臭，阴汗湿热虚火蒸。
便臭难闻肠中热，便泻酸臭伤食呈。
经带臭黄是有热，月经味腥清寒证。
崩漏带下奇臭味，颜色异常疑癌症。
病房腐臭疮溃腐，病屋血腥失血证。
尸臭瘟疫脏腑衰。烂苹果味消渴症。
有机磷毒蒜气味，氨味晚期水肿病。

注

鼻气臭见于鼻藁（鼻气腥臭，兼鼻内干燥，嗅觉迟钝，涕稠绿污秽或有黑褐痂皮，是鼻藁，因肺、脾虚损不足所致）、鼻渊（鼻气臭，兼见浊涕不止，伴头痛，头晕等，为鼻渊，因外感或胆经蕴热所致）。

汗出腥臭为风湿热久蕴皮肤，津液受蒸变所致。口臭多因口疮、脏腑（如胃等）积热、宿食、龋齿或口腔不洁净，或食有某种气味的食物所致。口气臭秽难闻，牙龈腐烂者为牙疳病。

总之，人体的痰、涎、涕、汗、二便、带下、脓液等有酸腐臭秽味者，患有实证、热证；微有腥臭味者，患有虚证、寒证（或虚寒证）。阴部出汗为湿热或虚火内蒸。腋窝出汗为狐臭。病屋血腥味见于失血证，腐臭味为疮毒溃腐，有机磷中毒为大蒜气味，身臭如尸臭多见于瘟疫病，病房里有尸臭味是脏腑衰竭的危证。

身有或病房里有腐臭者，多患脓病已溃腐而发臭。病室有氨味（尿臊臭）为水肿病晚期患者。有烂苹果样气味者，为患有消渴症已进入危重期。

便臭难闻是肠中积热，便溏腥臭属虚寒证。大便酸臭泻如败卵为伤食，尿黄腥臭是膀胱湿热证，月经臭、黄带多是有热，月经味腥清稀是寒证。崩漏带下奇臭气味，兼颜色异常应疑患癌症。

以上皆应结合四诊去详细辨证施治。

第三章 问　诊

一、十问歌新诀

问诊名性年龄职，婚否籍贯民族址，
主诉主症加时间，旧病现病生活史，
过敏史和服药史，检查住院手术史，
家庭史和现在症，寒热出汗和饮食，
头身胸腹手足便，耳目饮食水睡眠，
小儿水痘和麻疹，妇女经带胎孕产。

注

　　问诊内容包括：姓名、性别、年龄、职业，婚否、籍贯、民族、住址，主诉（主诉＝主症＋时间。如头痛5年），旧病史（既往史）、现病史、生活史、过敏史、服药史，检查史，住院史，手术史，家族史、现在症状（现在症）。还当问寒热、出汗状况、饮食、口味、头身胸腹手足状况、大小便、耳目、饮食、饮水情况、睡眠情况。小儿还当问痘疹，麻疹等。妇女当问胎孕、月经、带下、生产等方面的情况。可不再记《十问歌》，因此诀已包含了《十问歌》的内容（另见本套四易口诀书的"中医儿科学、妇科学、眼科学、耳鼻喉科学"的相关内容）。

二、问寒热

表寒表热多外感，寒热往来少阳鉴。
少阳寒热无定时，疟疾寒热定时患。
新病恶寒里实寒，久病恶寒里虚寒。
畏寒得温寒减轻，恶寒得温寒不减。
但寒不热为里寒，自觉寒冷得温减。
但热不寒属里热，注意热势时特点。
壮热高热持续热，满面通红大出汗，
口渴饮冷脉洪数，尿黄便秘神昏谵。
阴虚潮热五心烦，颧红骨蒸夜盗汗。
湿温潮热午后甚，身热不扬痞满闷，
湿热缠绵苔厚腻，头身困重如裹闷。
阳明潮热日晡时，高热便秘腹胀闷。
低热阴虚或气虚，温病后期痓夏病。
骨蒸潮热阴虚火，身热夜甚为温病。

注

　　表寒、表热多为外感，寒热往来发无定时属少阳证。寒热往来发有定时为疟疾。寒热往来还可见于气郁化火之病证中。

　　"但"为"只"意，但寒不热即只寒不热。但热不寒属里热证，（但）只热不寒属里热，注意热势时间特点。要注意热势的高低、发热的时间和特点，应区别壮热、潮热（阴虚潮热、湿温潮热、阳明潮热15点到17点）、低热即微热（阴虚内热、气虚发热、温病后期发热、疰夏）等不同现象。如遇长期低热（多在37～38℃之间）而现代医学查不出病因者，用中医辨证施治，可获极好疗效（另见本书"内科学·内伤发热"之相关内容）。

自觉寒冷则得温寒减。壮热、高热、持续热则满面通红，出大汗，口渴饮冷，脉洪数，尿黄，便秘，神昏谵语。阴虚发热则潮热、五心烦热，颧红骨蒸。骨蒸潮热有热从骨髓向外透发的感觉，故叫骨蒸潮热。阴虚还可见午后和夜晚潮热盗汗。湿温潮热则午后热甚，身热不扬，痞满胸闷。湿热则缠绵难愈，舌苔厚腻，头身困重如裹。阳明潮热则日晡时热盛，高热，有便秘、脘腹胀闷之阳明腑实证。低热即微热则属阴虚或气虚，见于温病后期或疰夏病。身热夜甚为温病热入营血。

三、问汗

里热里虚可有汗。风寒表虚恶热汗，
风寒表实则无汗，里证阴血虚无汗，
自汗阳虚白天汗，气阴阴虚夜盗汗。
里热亢盛蒸蒸汗，气血阻滞局部汗。
绝汗脱汗亡阴阳，亡阳欲绝无力散，
病危厥冷面苍白，冷汗淋漓如水般。
亡阴汗热黏如油，细数或疾口渴烦。
战汗邪正转折点，恶寒战栗热烦满，
汗后仍热脉疾恶，汗后热退病好转。
上热亡阳头颈汗，中风瘫痪半身汗。
阳郁阴虚手足汗，湿热阴虚阳亢变。
阴汗下焦湿热蒸，男女外阴周围汗。
心胸汗多属虚证，心脾两虚胀失眠。
心肾不交则失眠，心悸心烦腰膝软。
湿热黄汗如柏汁，染衣着色是特点。

注

汗是阳气蒸发津液，经玄府达于体表而成。该出汗时无汗，不该出汗时而多汗，都是病。里热里虚都可有汗。风寒表虚恶寒发热有汗，风寒表实恶寒重发热轻，即表实无汗。里证、阴血亏虚可无汗，自汗因阳气亏虚，白天可有汗。气阴两虚常自汗盗汗并见。阴虚内热则夜晚盗汗。里热亢盛则蒸蒸汗出，气血阻滞则局部出汗。

绝汗又叫脱汗，为亡阴、亡阳之兆。亡阳见脉微欲绝、无力脉散，病危，肢厥冷，气软脱，冷汗淋漓如水。亡阴见脉微细数或疾，病危，肢厥冷，汗热而黏如油，烦躁口渴。

战汗为邪正相争的转折点，如恶寒战栗，发热烦满，汗后仍热，脉疾为病情恶化；汗后热退为病情好转。

上焦热、亡阳，则见头颈出汗。中风瘫痪则见半身出汗。

手足心出汗阳气内郁，中焦湿热或阴虚阳亢之变。阴汗见于下焦湿热熏蒸或阴虚火旺之汗，多见男女外阴周围出汗。

心胸汗多属虚证，可因心脾两虚，腹胀，失眠，或心肾不交所致。

湿热见黄汗如柏汁，染衣着色是其特点。

四、问疼痛

胀痛气滞肝郁寒，刺痛瘀滞或血寒，
重痛肝亢湿困阻，气滞风邪痛走窜，
掣痛肝病或六淫，绞痛结石虫瘀寒，
实邪阻闭寒凝变，酸痛肾风气血鉴。
隐痛气血皆不足，空痛精气血虚患，
灼痛实火或虚火，冷痛阳虚或内寒。
久病疼痛痛不甚，新病疼痛痛不堪。
虚证时止痛喜按，实证持续痛拒按。
定痛血瘀寒湿痹，两侧头痛少阳证，
前额眉棱痛阳明，头顶疼痛为厥阴。

注

17种疼痛：胀痛、刺痛、重痛、（攻窜）走窜痛、固定痛、掣痛、绞痛、隐痛、空痛、灼痛、冷痛、钝痛、酸痛、牵引、坠痛、放射痛。

口诀：胀刺重痛走窜痛，固定掣绞隐空痛，灼冷钝酸牵引痛，还有坠痛放射痛。

疼痛可有气滞胀痛，血瘀刺痛，实痹重痛，风或气则走窜痛，寒多为掣痛，实则多绞痛，虚则隐痛或空痛，虚热或实热多见灼痛，寒则多为冷痛等类型。

胀痛多属气滞，因寒凝、肝郁等所致气郁不通，故痛且胀。刺痛属血瘀，因伤损、气滞、血寒等所致。重痛湿邪困阻证或肝阳上亢之头重痛。气滞风邪痛则见走窜痛：走为游走、窜为攻窜，肢体关节痛而游走不定者叫游走痛，见于行痹；胸胁脘腹痛而攻窜袭扰不定者，称窜痛，见于气滞证。掣痛为肝病或六淫致经脉失养或阻滞不通。绞痛多因结石、虫证、瘀血为患。隐痛为气血皆不足，空痛属精气血皆虚。灼痛因实火或虚火，冷痛为阳虚或内寒。

久病疼痛则痛势不甚，新病疼痛则疼痛剧烈不堪。虚证疼痛时作时止而喜按。实证则持续疼痛而拒按。

风湿痹多为钝痛，湿邪酸痛，湿热内蕴则跳痛，实证牵引痛或放射痛，中气下陷则坠痛。固定疼痛为血瘀，寒湿痹证。

两侧头痛属少阳经证。前额、眉棱骨痛为阳明经证。头顶疼痛为厥阴经证。

另见本套四易口诀书的"外科学之痈疽辨痛"。

五、痈疽问痛

轻痛肌肉皮肤浅，重痛病在筋骨间，
寒痛喜暖无红热，热痛焮红遇冷欢，
风痛走注无定处，气痛攻痛喜怒变，
瘀痛青暗如针刺，脓痛鸡啄疮中软，
虚痛喜按按痛减，实痛剧烈不能按。

注

痛因不通，有各种疼痛：轻痛、重痛、寒痛、热痛、风痛、气痛（攻痛无常，喜缓怒甚）、瘀痛（瘀血作痛，肤色青紫，痛如针刺有定处）、化脓痛（痛如鸡啄有节律，按疮中部分软绵，大软脓已熟，半软半硬脓未成）、虚痛（喜按，按之痛减）、实痛（拒按，按则痛加剧）。轻痛在肌肉、皮肤，病位较浅。重痛病在筋骨之间，病位较深。寒痛者喜暖、无红肿热痛，热痛者焮红喜冷。风邪者串痛走注，痛无定处。气痛者攻痛、喜怒，随情志变化。瘀痛者青紫瘀暗如针刺，化脓疼痛鸡啄，已成脓者疮中软。虚痛者喜按，按之痛减。实痛者痛势剧烈，不能按，按之更痛。

另有卒痛、持续痛、阵发痛、刺痛、灼痛、裂痛、酸痛、钝痛、抽掣痛、绞痛、鸡啄痛。

各种疼痛的区别口诀：

> 卒痛急剧急性患，持续疼痛未溃前。
> 阵痛无常寄生虫，刺痛如锥皮肤面。
> 灼痛肌肤疔丹疮，裂痛皮肤如撕烂。
> 酸痛病变在关节，钝痛骨与关节间。
> 抽掣放射痛近处，绞痛脏腑急病患。
> 鸡啄疼痛在肌肉，阳证化脓即溃穿。

注

卒痛：突然发作，疼痛急剧，多见于急性疾患。

持续痛：痛无休止，持续不减，在阳证未溃前多见。痛势缓和，持续久痛，在阴证初起时多见。

阵发痛：忽痛忽止，发作无常，多见于胆道、胃肠道等寄生虫疾患。

刺痛：痛如锥刺，病变多在皮肤，如蛇患疮、热疮等。

灼痛：痛而有灼热感，病变多在肌肤，如疖、有头疽、颜面疔、丹毒、Ⅰ～Ⅱ度烧伤等。

裂痛：痛如撕裂，病变多在皮肉，如肛裂、手足皲裂较深者。

酸痛：又酸又痛，病变多在关节，如流痰、系统性红斑狼疮等。

钝痛：疼痛滞钝，病变多在骨与关节间，如流痰、附骨疽转入慢性阶段。

抽掣痛：痛时有抽掣，并伴有放射痛，传导于邻近部位，如石瘿、乳癌、失荣之晚期。

绞痛：痛如绞紧，病变多在脏腑，如泌尿系结石伴有梗阻时。

鸡啄痛：痛如鸡啄，并伴有节律性痛，病变多在肌肉，多在阳证化脓阶段，如手足疔疮、乳痈等。

六、问头身疼痛

> 前额眉棱痛阳明，两侧少阳顶厥阴，
> 痛缓病长痛时止。太阳脉督后头颈，
> 病短病急胁剧痛，无休止是肝胆病。
> 胸痹憋闷引肩痛，胸痛脓痰肺痈成。
> 剧痛脸青真心痛，心脉急骤闭塞症。
> 胃脘冷痛寒邪犯，灼痛善饥胃火盛。
> 胀呃怒郁胃气滞，刺痛胃府血瘀证。
> 胃脘喜热胃阳虚，灼痛嘈杂胃阴虚。
> 大腹隐痛脾胃病，便溏喜按喜热饮。
>
> 小腹膀肠胞宫病，肝经病变少腹疼。
> 腰痛肾虚软无力，寒湿冷痛重着沉。
> 腰部刺痛难转侧，瘀血拒按痛固定。
> 风寒湿引全身痛，湿热痰瘀阻气血运。
> 全身胫膝酸软痛，体弱肾虚老年人。

注

前额及眉棱痛为阳明经，可痛连牙齿。两侧头痛为少阳经。头顶痛为厥阴经可痛连目系，寒重时则头痛如震，肢体困重。病久者痛缓病长，时痛时止。太阳经和督脉病则后头颈项痛。病程短，发病急，胁痛剧痛无休止，多是肝胆病。

胸痹见憋闷室痛，痛引肩臂，胸痛咯吐脓痰为肺痈已成。胸部剧痛，脸青紫为真心痛，因心脉急骤闭塞不通所致。胃脘冷痛为寒邪侵犯。胃脘灼痛消谷善饥为胃火盛。胃脘胀满，呃气，易怒，抑郁为胃气滞。胃脘刺痛是胃府血瘀证。胃脘喜热为胃阳虚。胃脘灼痛、嘈杂，为胃阴虚。大腹隐痛见于脾胃病。便溏喜按喜热饮为寒证。小腹属肾、膀胱、大小肠、胞宫病变。肝经病变则少腹疼。寒凝肝脉则经脉拘急收缩疼痛。

腰痛因肾虚者则腰膝酸软无力；因寒湿则冷痛，重着沉重；腰部刺痛难转侧，为瘀血且拒按，痛处固定。四肢全身疼痛为风寒湿邪侵袭，湿热痰瘀阻滞气血运行所致。足跟全身胫膝酸软痛，见于体弱肾虚的老年人。

七、问头身胸腹不适

1. 头晕、胸闷

痰湿头晕头昏沉，胸闷恶心呕痰涎。
肝阳上亢头晕胀，面赤耳鸣口苦干。
肾精亏虚头晕鸣，遗精健忘腰膝酸。
头晕眼花气血虚，面白舌淡悸失眠。
头晕沉重为痰湿，外伤头晕瘀血患。

胸闷心气阳不振，心悸怔忡又气短。
胸背痛剧真心痛，肺阴痨胸痛盗汗。
肺痈咳吐脓腥痰，左胸室闷患胸痹。
胸胀窜痛胸气郁，肋骨高痛血瘀痰。
胸闷刺痛心血瘀，痰饮停肺闷咳喘。
肺热胸闷鼻翼扇，寒伤肺胸闷冷寒。
胸闷气喘肺肾虚，不足以息少气短。
胸闷久咳管异物，肝气郁结气胸患。

注

痰湿阻滞则头晕，头昏，头沉，胸闷，恶心，呕吐痰涎。肝阳上头亢则头晕，头胀，面赤耳鸣 口苦咽干。肾精亏损则头晕，耳鸣，遗精，健忘，腰膝酸软。气血两虚则眼花头晕，过劳或突然起立时加重，面白舌淡，心悸失眠。头部外伤则头晕，针刺样痛，为脑络不通等瘀血疾患。

心气心阳不振则胸闷，心悸怔忡，气短。胸背彻痛剧烈而又手足青紫为真心痛（厥心痛）。肺阴虚或肺痨则胸痛，盗汗，咳嗽带血。肺痈见咳吐脓腥痰。左胸室闷疼痛为胸痹。胸胀窜痛为胸气抑郁，肋骨高凸胸痛为血瘀痰凝。心血瘀阻则胸闷刺痛。痰饮停肺则胸闷咳喘。肺热壅盛则胸闷，鼻翼扇动。寒邪伤肺则胸闷，肢冷畏寒。肺气虚则胸闷气喘，肺肾气虚则不足以息，少气，气短，胸闷。胸闷久咳补止则气管或支气管有异物，肝气郁结或气胸。

2. 心悸

受惊而悸为心悸，怔忡心跳悸不安。
心悸气短乏力汗，心气心阳亏虚鉴。
心悸气血两虚证，头晕气短面色淡。
心悸胆郁痰火扰，时作时止胸闷痰。
心悸阳虚面肢肿，心悸心阴虚盗汗。
心悸心脉痹阻证，气短胸痛舌紫暗。

注

受惊而悸叫心悸，怔忡为心跳心悸不安。

心气心阳亏虚则心悸气短，乏力自汗。心悸气血两虚证，则头晕气短、面唇色淡。心悸胆郁痰火扰，时作时止胸闷不适而咳逆多痰。心悸阳虚则颜面四肢浮肿，心悸心阴虚则盗汗潮热。心悸心脉痹阻证，则气短、胸刺痛、舌紫暗。

3. 胁胀、腹胀

胁肋胀痛肝气郁，太息易怒脉搏弦。
肝胆湿热胁胀痛，目黄苔黄身黄疸。
胁肋胀痛饮停胸，咳唾引痛肋间满。
脾气虚弱饭后胀，呃气太息肝郁犯。
腹胀冷痛吐清水，脾胃阳虚寒湿见。
腹胀阳明腑实证，身热便秘痛拒按。
腹胀饮食嗳腐酸，食少便秘痛拒按。
腹胀呃逆又呕吐，按有水声痰饮患。
腹大黄瘦不欲食，发结如穗小儿疳。

注

肝气郁结则胁肋胀痛，太息，易怒，脉搏弦。肝胆湿热见胁胀痛，目黄、苔黄、身黄，即黄疸。饮停胸胁则胁肋胀痛，咳唾引痛，肋间饱满。饭后腹胀为脾气虚。呃气太息为肝气郁滞。脾胃阳虚则寒湿，腹胀，冷痛，吐清水。腹胀因阳明腑实证者则身热，便秘，腹痛拒按。腹胀因饮食所伤则嗳腐吞酸，食少，便秘，腹痛拒按。腹胀呃逆又呕吐，按有水声者为痰饮疾患。腹大，萎黄，消瘦，不欲食，发结如穗，为小儿疳积。

4. 脘痞、身重

脘痞酸腐饮食积，胃脘振水声停饮。
脘痞胃阴亏虚证，干呕少苔不欲食。
食少便溏脾胃虚，呕恶苔腻湿困脾。
身重脘闷湿困脾，身重浮肿水湿溢。
身重嗜卧疲乏软，脾虚不运达四肢。

注

饮食积滞则脘痞，呃呕酸腐。胃肠停饮则胃脘有振水声。脘痞因胃阴亏虚证，则干呕，少苔，不欲食。食少便溏为脾胃气虚。湿邪困脾则呕吐恶心，苔腻。湿困脾阳则身重脘闷。身重浮肿为水湿泛溢，并见苔腻、脉濡或缓。身重嗜卧，疲乏，四肢无力，则因脾虚不运达四肢。

　　长期用胰岛素者，引起水积皮下（皮下水肿）压迫末梢神经也可一身重。

5. 麻木、拘挛

麻木不仁感觉减，气血亏虚风寒痰。

肝风痰湿瘀血阻，肌肤筋脉失养犯。

风邪阻络口眼歪，寒痹麻木关节患。

麻木痿证肢不用，半身麻木中风先兆。

麻木气血两虚证，气短乏力头晕眩。

拘挛屈伸不利症，手足不适肌筋挛。

注

　　麻木又叫不仁是指自觉皮肤感觉减退，因气血亏虚、风寒入络、风痰阻络、肝风内动、痰湿、瘀血阻络，引起肌肤筋脉失养所犯。

　　风邪阻络则口眼歪斜。寒痹则患关节麻木。痿证则麻木，肢废不用。半身麻木为中风先兆。麻木见于气血两虚证，则气短乏力头晕目眩。

　　拘挛为屈伸不利，手足不适，肌肉筋脉痉挛。

6. 乏力

乏力懈怠疲乏软，气虚乏力倦怠懒。

气血亏虚乏力晕，心悸气短面色淡。

湿困乏力纳呆痞，苔腻脉濡身困倦。

脾虚湿盛乏力胀，面黄便溏稀大便。

注

　　乏力是指肢体懈怠，疲乏酸软。气虚乏力则倦怠，懒动则更甚。气血亏虚则乏力，眩晕，面色淡，心悸又气短。

　　湿困乏力则纳呆痞满，苔腻，脉濡，身重困倦。脾虚湿盛则乏力腹胀，面萎黄，便溏，大便清稀。

7. 问耳目

耳鸣声大如潮实，耳鸣声小肾虚起。

老年久病耳聋虚，耳聋寒湿温病实。

重听迟钝听力减，耳聋听减听力失。

目眩眼花黑金花，飞蚊视物舟车转，

实证风火痰湿蒙，虚证肝肾中气陷。

目昏模糊视昏暗，雀盲夜晚视力减，

肝肾阴虚精血亏，目珠失养诸疾患。

注

　　耳：实证则耳鸣声大如潮。虚证为肾虚，耳鸣声小。老年、久病者耳聋耳鸣为虚。耳聋耳鸣因于寒湿，温病为实证。重听则听觉迟钝，听力略有减退。耳聋为听力减退甚至听力完全丧失。

　　目：目眩又叫眼花，眼冒黑光、金光，如花、如火闪烁耀动，视物如有蚊蝇飞舞，如坐舟车转动。实证为风，火，痰，湿所致。虚证为肝肾阴虚，精亏不足或中气下陷。目昏为视力模糊不清，视物昏暗。雀盲则夜晚视力减弱。以上主要为肝肾阴虚，精血亏虚，目珠失养而患诸疾。

8. 问睡眠

阳气盛醒阴盛眠，心肾心脾虚失眠。
实证胆扰饮食停，神不守舍神不安，
嗜睡阳虚阴盛痰。中气不足脾失健，
饭后嗜睡饮食少，腹胀消瘦少气懒。
嗜睡心肾阳虚证，困倦易睡肢冷寒。
神疲嗜睡大病后，正气未复之表现。
邪闭心神嗜睡人，轻微意碍错答案。
热证痰热可嗜睡，昏睡昏迷前表现。
昏睡昏迷难叫醒，嗜睡叫醒神清显。

注

卫气昼行于阳经，阳气盛则醒（寤）；夜行于阴经，阴盛则眠（目瞑）。

心肾不交，心脾两虚可致失眠。失眠实证为胆郁痰扰，饮食内停，引起神不守舍、心神不安。

嗜睡阳虚阴盛或痰湿内盛。饭后嗜睡为中气不足、脾失健运，饮食减少，腹胀，消瘦，少气懒乏。嗜睡属心肾阳虚证则困倦易睡，肢冷畏寒。神疲嗜睡见于大病后，正气未复之表现。嗜睡属邪闭心神，伴有轻微意识障碍，叫醒后不能正确答案者，见于热邪、痰热、湿浊等，此种嗜睡者，是昏睡、昏迷的前期表现。昏睡也是邪闭心神的表现。昏迷则难于叫醒，强行叫醒也是神志模糊的甚至根本就叫不醒，但嗜睡叫醒了则神志清醒。

9. 问饮食

口渴多饮实热伤，大渴冷饮津大伤。
微渴多饮温病初，渴饮多尿瘦尿糖。
口渴咽干鼻唇干，若在秋天燥伤津。
大汗吐泻尿太多，引水自济要多饮。

渴不多饮轻伤津，阴虚湿热瘀痰饮。
阳虚盗汗四燥干，渴不多饮舌少津。
气热传营不多饮，痰饮阳虚不多饮。
"水逆"饮吐不多饮，瘀血口干不多饮。
湿热困重苔黄腻，身热不扬不多饮。
食欲减退叫纳呆，新病食减脾胃正，
久病食减脾胃虚，纳呆重胀脾湿困。
纳呆干呕胃阴虚，纳呆酸腐食积症，
除中突然大食危。厌油目黄黄疸病，
妊娠厌食呕恶心。消谷善饥胃热盛，
多饮多尿疲消渴，消谷便溏脾约症。

饥不欲食痞满胀，呕呃胃阴亏虚证。

注

口渴多饮有6种情况：①口渴多饮是津液大伤的实热证。②大渴喜冷饮且饮得多，兼壮热汗出、高热面赤、脉洪数，为津液大伤。③口微渴多饮为外感温病初期。④口渴多饮、多食、多尿、消瘦，为消渴病。⑤若在秋天，口渴咽干、鼻唇干燥，为秋燥伤津。⑥大汗、剧烈吐泻，尿太多之后，引水自济而多饮。

渴不多饮有7种情况：①口渴不多饮为轻度伤津伤液或津液输布障碍的表现，见于阳虚、湿热、瘀血或痰饮者。②口渴不多饮而口燥咽干，兼颧红盗汗，舌红少津的，为阴虚证。③气分热势已减而邪已传入营分，则饮水不太多。④痰饮水停或阳虚水津不布者，虽口渴也不多饮。⑤水逆者饮则吐，故不多饮。⑥瘀血者只漱水而不欲饮，或饮之不多，兼见舌紫暗或瘀斑。⑦湿热者身热不扬，头身困重、苔黄腻，口渴不多饮。

纳呆：食欲减退叫纳呆。新病饮食减少不一定有脾胃病变，或说脾胃大多正常。久病饮食减少多属脾胃气虚。纳呆身重腹胀，苔腻脉濡为湿邪困脾。纳呆干呕，胃中灼热为胃阴虚。纳呆嗳呕酸腐为饮食积滞。

除中为重病不食而突然食欲大增大食为危候。厌油腻，目黄、身黄、尿黄为黄疸病。妊娠妇女恶心呕吐为妊娠反应，可视为正常。

消谷善饥是胃热炽盛。消谷善肌，多饮，多尿，消瘦为消渴病。消谷善肌兼便溏为"脾约"。饥不欲食，胃脘痞满顶胀，干呕呃逆为胃阴虚证，见于虚火内扰、阴虚失润，使胃腐熟功能减退所致；还可见于蛔虫内扰。

10. 问口味

口淡脾胃气虚寒，湿热脾虚口中甜。
口苦湿热肝胆火，食停肝胃口中酸，
口涩燥热内热火。肾虚水饮寒口咸，
食积湿痰口黏腻，五味配合五腑辨。

注

口淡为脾胃气虚或寒湿内阻证。口中甜为脾胃湿热兼苔黄，或脾虚则口中甜兼涎沫稀薄，苔薄白。口苦为湿热内蕴或肝胆火旺。口中酸为饮食停积或肝胃不和，脾胃郁热。口涩为燥热伤津或脏腑内热偏盛，气火上炎所致。口咸为肾虚、水饮、寒邪。

食积湿浊痰饮则口黏不知味、苔厚腻，五味要配合五腑辨证。另外，还应将酸苦甘辛咸配合肝心脾肺肾五脏辨治。

11. 问大便

便秘虚实通下治，热寒气血阴阳虚。
涉及脾胃与肝肾，失润无力传导失。
热结便秘痛拒按，舌苔黄燥喜冷饮。
阴虚便难脉细数，燥干舌红数日行。
气血亏虚面无华，少气乏力目眩晕。
便秘阳虚脉沉细，面色苍白肢不温。
泄泻寒湿泻如水，恶寒发热痛肠鸣。
泄泻湿热便臭秽，肛门灼热腹中疼，

泄泻纳呆未消化，腹痛便臭伤食成。
脾虚便溏纳呆胀，脾肾阳虚畏寒冷。
便溏时稀肝郁脾，里急后重痢疾病。
痛泻交作肝乘脾，滑泻失禁阳虚证。
肛门坠胀中气陷，劳累久泻久痢呈。

注

　　大便一日行一次或两日一次便都属正常。质软成形，干湿适中，排便通畅，无脓血黏液及未消化食物。便秘分虚实，治当通下。便秘为实证者，病因多由邪热内结大肠，寒凝大肠。

　　虚证为气血阴阳虚，即阴血虚、津液亏损、肠道失润、气虚、阳虚、肠道传导无力。便秘涉及脾胃与肝肾，肠道失润、推便无力，传导失常等病机。热结便秘则腹痛拒按，舌苔黄燥，喜冷饮。阴虚便秘则数日一行，口燥咽干，舌红少苔，脉细数。气血亏虚则面色无华，少气乏力，目眩头晕。便秘阳虚则脉沉细，面色苍白，四肢不温。

　　泄泻寒湿则泻如水样，恶寒发热，腹痛肠鸣。泄泻湿热则大便色黄，气味臭秽，肛门灼热，腹中疼痛，泻而不夹，小便黄、尿短少。泄泻纳呆则泻下未消化食物（完谷不化），腹痛便臭为伤食。

　　脾虚便溏则纳呆腹胀。脾肾阳虚则畏寒冷，多见"五更泻"。便溏时稀时干为肝郁脾虚，肝脾不调所致。里急后重为痢疾病。痛泻交作为肝乘脾。滑泻失禁为脾胃阳气虚衰、肛门失约证。肛门坠胀为中气下陷，劳累发作，久泻久痢。

12. 问小便

尿多形寒冷虚寒，多尿食饮消渴见。
尿少停饮水肿病，淋病尿频急痛短。
久病尿清夜尿多，高热尿短实热患。
癃闭不通肾阳虚，脾虚气虚或老年。
癃闭结石膀湿热，肺气壅寒瘀血犯。
余沥等待尿不尽，膀胱失约肾气变。
小便失禁尿自遗，肾气不固下虚寒。
遗尿自尿咳流尿，肾气膀胱失约鉴。

注

　　正常人白天小便 3～5 次，夜间 0～1 次，一天尿量 1000～1800ml，尿次、尿量受饮水、温度、汗出、年龄等因素的影响。

　　尿多形肢寒冷为虚寒证。尿多、多食、多饮、消瘦，为消渴。尿少停饮为水肿病。淋病则尿频，尿急，尿痛，尿短少。久病则虚见尿清，夜尿多。高热、口渴、尿短少，为实热证。癃闭不通见于肾阳虚、脾虚、气虚或老年，癃闭还见于结石证、膀胱湿热、肺气壅寒或瘀血等。

　　尿余沥不尽、尿等待，为膀胱失约或肾气虚衰。小便失禁，尿自遗，为肾气不固或下焦虚寒。遗尿，自尿，咳嗽流尿，为肾气虚或膀胱失约。

13. 问月经

月经先期二月七，肝热阴火脾气虚，
气虚失摄冲任热，血热阳盛冲任虚。

月经后期血海虚，营血亏虚阳气虚。
月经后期实证者，气滞寒凝血瘀阻。
先后不定肝郁瘀，不定虚证脾肾虚。
经多崩漏血热发，瘀阻胞络脾肾虚。
经少精血气血虚，寒凝血瘀冲任阻。
闭经未潮或妊娠，闭经虚证脾肾虚。

闭经实证胞脉阻，寒凝血瘀痰湿阻，
气滞血瘀阳虚寒，痨虫侵犯胞宫阻。
痛经经期小腹痛，经前经中经后痛，
胀痛刺痛冷隐痛，冷寒气血阳虚痛。
崩来急骤漏缓慢，崩漏转化叫崩中。
热伤冲任瘀血阻，脾肾气虚不固冲。

注

月经先期连续 2 个月行经提前 7 天以上，称为月经先期。因于血热妄行、气虚不摄、肾阴亏虚、阴虚火旺、脾气虚弱、气虚失摄、热入冲任，或素体阳盛等都可引起月经先期。血热入冲任则经色深红，质稠量多。血热为素体阳盛、感染外邪所致，冲任虚损致冲任不因。

月经后期属虚证者见于血海空虚，营血亏虚或阳气虚。月经后期实证者，见于气滞或寒凝血瘀阻滞冲任所致。

先后不定期实证为肝气郁滞，瘀血阻滞。不定期属虚证者为脾肾虚。

月经过多为崩漏，因血热所发、瘀阻胞络、脾肾气虚所致。月经过少的虚证为精血亏虚，气血两虚。月经过少的实证为寒凝血瘀，冲任阻滞。

闭经见于未潮或妊娠。闭经虚证为脾肾亏虚。闭经实证因胞脉阻滞不通，见于寒凝血瘀，痰湿阻滞胞宫，气滞血瘀或阳虚寒凝，痨虫侵犯胞宫阻滞经脉。

痛经为经期小腹疼痛，可在经前、经中、经后疼痛，胀痛、刺痛、冷则隐痛、寒则剧痛、气血虚痛、阳气虚痛。

崩者来势急骤，漏者来势缓慢，崩漏互相转化。崩漏又叫崩中，因热伤冲任或瘀血阻滞冲任，脾肾气虚不能固摄冲任致崩漏。

14. 问带下

带下清稀腥虚寒，实热色深臭稠黏。
白带凝乳豆渣样，这是湿热下注患。
白带不臭清稀多，多属脾肾阳虚寒。
黄带湿热黏稠臭。赤白带下流不断，
癥瘕湿毒肝郁热。再问年龄胎孕产。

注

带下清稀腥为虚寒。实热带下色深，味臭，质稠黏。白带如凝乳或如豆腐渣样，是湿热下注。白带不臭清稀而多，多属脾肾阳虚之虚寒。湿热黄带黏稠而臭。赤白带下流不断，见于癥瘕、湿毒蕴结、肝经郁热。问妇女还要再问年龄，胎孕产。注意问其婚否，年龄，配偶，传染病，遗传病，初潮年龄，绝经年龄，绝经前后情况，妊娠次数，生产胎数，流产，早产难产等。

15. 问小儿

小儿水痘和麻疹，新生儿病和痫病。
孕母健康分娩况，妊娠哺乳期病症。
治疗用药早难产，颅脑是否生产损。
营养消化吐泻疳，五迟五软发育情。
坐爬立走长牙语，预防接种传染病。
气候环境惊啼哭，惊风抽搐发病因。

注

诊断小儿要问水痘，麻疹，新生儿病，痫病，孕母健康，分娩情况，妊娠，哺乳期病症，治疗用药，早产难产，颅脑是否受过生产损伤，营养状况，消化状况，吐泻，疳积，有无五迟五软发育情况，坐、爬、立、走、出牙情况，学习语言情况等，预防接种，传染病史，气候环境，惊叫，夜啼哭闹，惊风，抽搐等，当围绕前述项目询问发病原因。

第四章 切 诊

第一节 脉 诊

一、脉诊的原理

切脉应知脉形成，心血脉肺肝脾肾，
宗气肝气脾气助，心阴心阳协调行。

注

心脏是形成脉象的核心脏器。脉象的形成是因为心气的推动，血液的运行，脉道的约束，在肺（宗气）、肝（肝气之疏泄调节循环血量）、脾（脾气的生化血液与统摄血液）、肾（肾中阳气是推动血行的原动力，且精血互相化生）等五脏功能相互配合，在心阴心阳的协调下，心脏搏动之力应于脉，脉动应指，共同形成的。脉乃血脉，赖血以充，赖气以行。心与脉相互作用，共同形成"心主血脉"的活动整体。

二、形成脉象的三大基本要素

脉气心推血行力，血液本身量与质，
脉道舒张和收缩，三大要素血行使。

注

气血是脉搏形成的物质基础。心搏的强弱和节律靠气的调节。①脉气（主要是：心气即心脏搏动是推动血行的动力，宗气，肝气，脾气，此四气的综合作用形成脉气）。②血液的质和量对脉象的形成有一定影响。如血液稀薄与稠黏、血量的多少，与脉动速度、流畅程度、搏动强弱均有密切关系。③脉道：约束血流按一定方向，环周不息；脉道的舒缩能产生脉气，推动血行，调节血流。故脉气、血液、脉道为脉象形成的三大基本要素。

三、关于寸口诊脉的依据

寸口脉之大会处，脏腑诸气之通路；
太阴脾肺气相通，脾胃气血生化府；
宗气盛衰经始终；脉气明显浅易触。
左寸心膻右胸肺，左关肝胆右脾胃，
尺部皆候肾小腹，从容徐和有力胃。
寸口跌阳太溪诊，三部九候人迎寸。
上竟上和下竟下，左手三候心肝肾。
一到三分五十动，浮沉中取举按寻。

注

寸口诊脉的依据有4点：①寸口为脉之大会，是脏腑诸气的通路。②脾肺同属太阴，肺气与脾胃之气相通，而脾胃为气血生化之源，营养全身脏腑、经络、气血，与脏腑的气血盛衰变化有密切关系，所以脏腑气血盛衰的变化可通过脾胃，再经太阴肺的经脉而反映在寸口。寸口脉动与宗气一致。因此，寸口脉气可反应宗气的盛衰。③肺为十二经之终始，即十二经的气血循环起于肺经又终止于肺经，此谓"脉会太渊"。寸口是肺经的经穴，经渠和输穴（太渊）所在处。④独取寸口，方便易行，便于诊察；动脉浅在，脉气明显，易于触诊。寸口脉诊在几千年的长期临床实践中积累了大量丰富的经验、沿用至今，且用之合乎临床实际。

寸口脉分为寸关尺，各部位的分属为：左寸候心与膻中，右寸候肺与胸中；左关候肝与胆，右关候脾胃；尺部皆候肾与小腹。故以五脏为言，可简化为"左手心肝肾，右手肺脾命。"另外，寸脉候上半身，尺脉候下半身（上竟上和下竟下）。

总之，从容徐和而有力整齐之脉为脉有胃气，又叫有根、有根之脉。缺乏从容和缓之脉就是没有胃气的真脏脉。切脉用食指、中指、无名指三指，呈弓形，指头平齐，以指腹接触脉体。布指疏密与患者身高相配：诊断身高臂长者布指宜疏，身矮臂短者布指宜密。指力为举（浮取），按（沉取），寻（中取）等。手诊脉不少于1分钟，两手以3分钟左右为宜，古法不少于50动（息）。三指平布，同时用力按脉，叫总按。如欲重点察按某一部之脉，可单指按此一部脉象。如要重点体会寸脉，则当微微提起中指和无名指。其余同理。

仲景三部诊法是寸口（诊脏腑病变）、趺阳（诊胃气），太溪（诊肾气）。三部九候诊又叫遍诊法。触诊头部、手部和足部为三部；三部的每部又分天、地、人，合为九候。故总称三部九候诊法。

人迎寸口诊法是寸口候内脏，人迎候体表情况。夏季人迎脉稍强于寸口，秋冬寸口脉大于人迎脉。如人迎脉大于寸口脉一倍、二倍、三倍为疾病由表入里，为邪盛。如人迎大于寸口四倍者为"外格"，病危重。寸口脉大于人迎一倍、二倍、三倍时为寒邪在里，或内脏阳虚。如寸口脉大于人迎四倍者为危重征象。

总之，现在临床上一般按《内经》"上竟上""下竟下"，即上（寸脉）以候上（身躯上部），下（尺脉）以候下（身躯下部）。也有不分寸、关、尺，但以浮、中、沉分候脏腑的方法，如左手浮取候心，中取候肝、沉取候肾。右手皆然。

学习本诀者，应注意无论多复杂的内容，应多从口诀含意中去顺诀释义而理解，皆不难掌握。这就是编诀者的期望与目的。

四、脉象要素

脉象四要素脉位，脉数脉形和脉势。
脉位浅浮沉沉脉，长脉超过寸关尺，
不及寸尺为短脉。脉数一息超五至，
不满四至为迟脉。促结代脉有歇止，
三五不调脉不匀。搏动度小脉为细，
洪脉充盈搏幅大，濡脉缓脉软无力。
脉管弹性变差者，脉欠柔和弦脉是。
脉象八要素脉位，脉率脉长脉宽势（力），
流利紧张均匀度。脉道宽大狭小细；
滑脉流利圆滑脉，涩脉来难不流利。
绷紧弦脉弛缓缓，脉来不匀散微使，
脉律不匀无规律，促结代脉有歇止。

注

　　脉象四要素：脉位，脉数，脉形和脉势。脉位表浅为浮脉，脉位深沉者为沉脉（口诀编为"沉沉脉"，注意理解），长脉是脉搏超过寸、关、尺者。不及寸尺者为短脉。数脉为一息超过五至，一息不满四至者为迟脉。促、结、代脉都有歇止。三五不调脉不匀为涩脉。脉道充盈不足则搏动幅度小的脉为细脉，洪脉则充盈搏幅大。濡脉，缓脉都软无力。脉管弹性变差者，脉欠柔和者是弦脉。

　　脉象八要素：脉位，脉率，脉长，脉宽，脉势（脉力），流利度，紧张度，均匀度。脉道宽大为大脉。脉道狭小为细脉。滑脉流利圆滑。涩脉来势艰难不流利。脉管绷紧为弦脉。脉来弛缓为缓脉。促、结、代脉均脉来不匀散微，脉律不匀无规律，有歇止。

五、关于二十八种脉象名称

　　中医的诊断知识，应着重掌握某个方面。在此基础上去扩展自己的知识，如有关脉学知识的介绍和口诀有多种，但作者还是建议学者学记《濒湖脉学》为好。从这样记诵最为实用，便于临床。即首先记熟 28 种脉象的名称（本书以《濒湖脉学》为蓝本编改。请对照原文。其中"兼脉主病"为作者新编加入的）。

　　浮沉迟数，滑涩虚实，长短洪大微，紧缓芤弦，革牢濡弱，散细伏动，促结代疾。浮散芤革/沉伏牢，迟缓数疾洪大长，细濡弱微短/弦紧，虚实滑涩动促结代。

　　提示：以下各脉，你最好还是按编者整理过的脉诀背记，对临床与考试最益。

1. 浮脉（阳）

[体状诗]

　　　　　　　　　　浮脉惟从肉上行，如循榆荚似毛轻，
　　　　　　　　　　秋得浮脉知无恙，久病浮脉却可惊。

[相类诗]

　　　　　　　　　　浮如木在水中浮，浮大中空就是芤，
　　　　　　　　　　拍拍而浮是洪脉，洪脉来盛去弱悠；
　　　　　　　　　　浮脉轻平似捻葱，虚脉迟大豁然空，
　　　　　　　　　　浮而柔细为濡脉，散脉杨花无定踪。

[主病诗]

　　　　　　　　　　浮脉为阳表病居，迟风数热紧寒拘，
　　　　　　　　　　浮而有力痰风热，浮而无力气血虚。

[分部诗]

　　　　　　　　　　寸浮头痛眩生风，或有风痰聚在胸，
　　　　　　　　　　关浮土衰兼木旺，尺浮溲便不流通。

[兼脉主病诗]

　　　　　　　　　　浮滑风痰数风热，浮紧外寒缓中风，
　　　　　　　　　　浮弦痰饮涩血虚，浮芤气阴失血重。

注

　　浮脉轻按可得。主表、主虚（虚证必虚大无力）。阴亏于内而阳浮，阳虚浮脉多表现在右手浮脉，因血虚阳浮和阴虚阳浮。浮滑为风痰，浮数为风热表证，浮紧外感伤寒，浮缓为太阳中风，浮弦为痰饮`，浮涩为血虚，浮芤为气阴两虚，或失血已重。

注意：相兼脉的主病，等于每种脉象主病之和。

寸浮胸、颈、头部疾病，外感咳嗽、肺炎。关浮肝胆、乳腺、脾胃部疾病。尺浮下半身、泌尿生殖系疾病。可见两脉或两脉以上相兼，如沉细数脉主血虚或阴虚内热。弦滑数脉主肝火夹痰、肝阳上扰、肝胆湿热、痰火内蕴等。临床上所见的脉象大都是多种因形成的复合脉，主要从脉率、形势律去判断为某脉。

2. 沉脉（阴）

[体状诗]　　　　　　水行润下脉来沉，筋骨之间软滑匀，
　　　　　　　　　　女子寸沉男尺沉，四时如此平和身。

[相类诗]
　　　　　　　　　　沉近筋骨软滑匀，伏脉推筋着骨寻，
　　　　　　　　　　沉细如绵是弱脉，弦长实大牢脉形。

[主病诗]
　　　　　　　　　　沉脉水肿阴经病，数热迟寒滑有痰，
　　　　　　　　　　沉而无力虚和气，沉而有力积与寒，
　　　　　　　　　　湿痹寒疝亡血精，腹痛留饮又主寒。

[分部诗]
　　　　　　　　　　寸沉痰郁水停胸，关沉中寒痛不通，
　　　　　　　　　　尺沉浊遗和泄痢，肾虚腰痛下元痛。

[兼脉主病诗]
　　　　　　　　　　沉涩血虚沉弦饮，沉缓寒湿紧寒冷，
　　　　　　　　　　沉细气血两亏虚，沉迟阳虚内寒盛。

注

沉脉要重按而得到。气虚下陷，鼓动力减弱则沉脉。

（1）平和身：平和的正常身体的脉象。近：靠近。脉搏靠近筋骨之间，软滑而均匀地跳动着。

（2）主病诗：沉脉主水肿蓄饮、阴经之病、又主寒。

（3）沉脉主5种病：①主阴主寒；②留饮水肿；③亡血失精；④寒疝腹痛；⑤关节湿痹。

（4）兼脉主病诗：沉数为热，沉迟为寒，沉滑为食积与痰饮，沉而无力为虚证的气少、阳虚气陷；沉而有力为积与寒，是实证，即实寒，如积滞、寒凝、水饮，气滞等。沉涩为血虚，沉弦为水饮；沉缓为寒湿内郁，沉紧为阴寒冷痛（实寒又叫血寒）；沉迟无力是虚寒；沉细为气血两虚；沉迟为阳虚寒盛。

《黄帝内经》称沉脉为石脉，冬见沉脉、肾沉脉为正常。沉脉主里证、实证。有力为里实，无力为里虚。沉促代结见于心脏病，寸脉沉见于记忆不佳，尺脉沉见于三焦炎症，沉数脉多为炎症，沉微脉为虚寒，沉弦脉主心脑血管病。两手六脉皆沉而无临床症状者为六阴脉。

3. 迟脉（阴）

[体状诗]
　　　　　　　　　　迟脉一息至惟三，阳虚阴盛气血寒，

但把浮沉分表里，消阴先要益火原。

[相类诗]

迟脉一息三至间，稍快于迟叫缓脉，

迟细而难是涩脉，迟大浮软是虚脉。

[主病诗]

迟脉脏病血热（多）痰，沉寒痼冷癥瘕看，

迟而有力为冷痛，迟而无力是虚寒，

胸阳不畅胃阳虚，腑实痒疹结胸胆。

[分部诗]

寸迟必是上焦寒，关迟中焦寒痛堪，

尺迟肾虚腰脚重，溲便不禁疝牵丸。

[兼脉主病诗]

迟缓寒湿胸阳阻，迟浮表寒沉里寒，

迟涩血虚（迟）弱阳虚，迟滑痰浊迟弦寒。

注

（1）迟脉主脏病、里病，主要反映阳虚阴盛。阳虚内寒是虚寒。

（2）迟脉主8种病：①血热此即热入血室（邪热结聚，阻滞血脉运行可见迟脉）或多痰；②沉寒痼冷；③癥瘕疝癖；④胸阳不畅；⑤胃阳不足；⑥腑实壅结；⑦瘾疹痒甚；⑧结胸谷疸。

（3）兼脉主病：迟而有力为冷痛，迟而无力为虚寒，浮迟为表寒，沉迟为里寒，迟涩为血虚，迟弱为阳虚，迟滑为痰浊或气病，迟缓为寒湿或胸阳闭阻，迟弦只为寒盛。

迟脉主寒。迟而有力为实寒，迟而无力为虚寒。也见于邪热结聚的里实证。迟缓为低代谢、贫血、传导阻滞或窦性心动过缓，迟弦脉为脾胃胆胰肝的疾患、血管性病变。

4. 数脉（阳）

[体状诗]

数脉一息六至间，阴微阳盛必狂烦，

浮沉表里分虚实，只有儿童作吉看。

[相类诗]

数比平人多一至，紧脉如索似弹绳，

数而时止为促脉，数在关中动脉称。

[主病诗]

数脉阳热心肾火，邪热胃热胸热痰，

肺痿疮疡百合病，虚劳阴亏宿食积，

实用凉泻虚温补，肺病秋深可怕之。

[分部诗]

寸数咽喉口舌疮，吐红咳嗽肺生疡，

关数胃火或肝火，尺数滋阴降火汤。

注

数脉为阳，多示心肾火热，因外感邪热、胃热消谷、胸热不利、肺痿、肺痈、肠痈、疮疡、狐惑百合病、虚劳阴亏、腹满宿食等8类疾患，其属实者用凉泻可治，属虚者宜温补。

（1）秋深干燥，肺病在秋深见数脉，对肺病阴伤者不利，故怕之。

（2）数脉主8种病：①外感邪热；②胃热消谷；③胸热不利；④肺痿；⑤肺痈、肠痈、疮疡；⑥狐惑百合病；⑦虚劳阴亏；⑧腹满宿食。

（3）实热者脉数大有力，虚热者脉细数无力。关数兼弦为胃火或肝火，尺数兼细为肾阴虚。

数滑脉为炎症，见于肺胃肠、肝胆胰、下焦脏器炎症。数弦脉为耳鸣、鼻衄、胃肠炎症。数细脉多见神经衰弱、心肌供血不足等。数弦滑脉可能患脑血栓。尺脉数弱可能生育困难。数散脉如釜沸者危险。数脉主热证。有力为实热，无力为虚热。

5. 滑脉（阳中之阴）

[体状相类诗]

> 滑脉如珠替替然，往来流利却还前，
> 莫将滑数为同类，数脉只看至数间。

[主病诗]

> 滑脉为阳元气衰，痰生百病食生灾，
> 寸滑呕吐尺蓄血，女脉调时多怀胎，
> 邪热内蕴积滞痢，下焦湿热滑脉采。

[分部诗]

> 寸滑膈痰生呕吐，吞酸舌强或咳嗽，
> 关滑宿食肝脾热，尺滑渴痢癫淋溲。

[兼脉主病诗]

> 滑肺间有风痰，沉滑里热积食痰，
> 痰火宿食脉滑数，滑弦食滞胃肠间。

（1）滑脉主5种病：咳逆痰喘、宿食停滞、邪热内蕴、下焦湿热、积滞下痢。

（2）兼脉主病：浮滑为风痰在肺，沉滑为里热食痰，滑数为痰火宿食，滑弦为食滞胃肠。月经期见滑脉，习称经期脉滑。育龄期妇女见脉滑数而又身适脉调，经停嗜酸时多为怀胎。

妇女脉滑数有力多为热伏冲任，见于月经先期、月经过多、崩漏。但崩中漏下者脉当虚小缓滑，如反见滑而浮洪数者，多属重病。妊娠约六周左右，易见脉搏滑数或脉滑有力且尺脉按之不绝，为妊娠之正常脉象。如妊娠脉欠滑利或细软或沉细无力，常见于胎动不安、堕胎、胎萎不长、胎死腹中等，均属虚证。

脉弦滑劲急在妊娠晚期所见，多为阴虚肝旺、肝风内动，要警惕子晕、子痫。产后脉浮滑而数，可能是阴血未复、阳气外浮或有外感。滑脉主痰浊、食积、实热，或青壮年。育龄妇女停经见滑脉，应考虑妊娠；过于滑大则有病。除妊娠外，脉滑往往见内脏器官炎症，挟痰、心经痰、肝风痰、脾肾胃虚或热证挟痰。

6. 涩脉（阴）

[体状诗]

> 涩短细迟往来难，散止仿佛应指间，

如雨沾沙容易散，病蚕食叶慢而艰。

[相类诗]

三五不调涩脉看，轻刀刮竹短而难，
微弱似（禾）芒微软甚，浮沉不别有无间。

[主病诗]

涩脉血瘀亡血精，反胃亡阳汗雨淋，
积聚麻木或虚劳，血虚心痛津液损，
寒湿气滞痰与食，血瘀不孕或无经。

[分部诗]

寸涩心虚痛在胸，关涩胃虚胁胀痛，
尺涩精血两伤后，肠结溲淋或下红。

[兼脉主病诗]

浮涩表虚沉（涩）里虚，汗多亡阳涩浮细，
涩弦气滞血瘀证，涩结挟瘀挟饮食。

注

涩脉是因血流不畅滑，往来艰难，应指粗糙的感觉，多因血少气滞或血瘀，或痰湿内阻妨碍脉道通利所致。

（1）涩脉有力为七情郁结，脉涩为癥瘕碍气。总之，涩脉为血少、气滞、痰食、寒湿所致之血瘀、不孕、闭经，伤精或反胃呕吐或大汗亡阳所致津伤之脉。

（2）涩脉主7种病：①主血瘀；②亡血亡精；③反胃呕吐伤津或大汗亡津；④寒湿血痹麻木、疼痛；⑤女子精血亏虚之闭经；⑥痰湿积聚；⑦虚劳血少心痛。

（3）兼脉主病：涩弦为气滞血瘀，涩弱是气虚，涩细者精涸，涩微属血虚，涩沉为阴衰，涩软为虚火，涩浮为表虚，涩沉是里虚。涩结为挟瘀挟食，涩而浮细为多汗亡阳。

总之，涩脉主气血瘀滞，精伤血少。血行瘀，脏器瘀，经隧瘀，因寒、因气、因血诸般滞瘀。胸闷心痛见脉涩且乱，主危。

7. 虚脉（阴）

[体状相类诗]

虚脉迟大按之松，脉状无涯如谷空，
莫把芤虚混一体，芤脉浮大似捻葱。

[主病诗]

虚脉身热暑热灼，阳虚自汗怔忡多，
发热阴虚气血虚，养营益气莫蹉跎。

[分部诗]

寸虚血不养营心，关虚腹胀食滞症，
两尺虚脉精血亏，痹痿劳热和骨蒸。

注

虚脉轻取无力感觉。阴血虚使脉道空虚而见虚数脉。阳气虚不能鼓动脉搏而见虚迟脉。虚数者阴虚，虚迟者阳虚，虚沉为气虚，虚浮或虚涩多血虚等5个方面为虚脉要领。阳虚则自汗，怔忡，心悸或惊悸，发热阴虚气血虚。

虚脉主虚：气虚、血虚、阴阳两虚。妇女脉虚数为月经提前量多。虚缓则乳少，虚弱则子宫寒、炎症、经少。

8. 实脉（阳）

[体状诗]

实脉浮沉见大长，应指无虚幅幅强，
热蕴三焦成壮火，通肠发汗能安康。

[相类诗]

实脉浮沉有力强，紧（脉）如弹索转无常，
牢脉沉取筋骨间，实大微弦更带长。

[主病诗]

实脉为阳火郁成，发狂谵语呕吐频，
痈疽疮疡或伤食，大便不通或气疼。

[分部诗]

寸实应知面热风，喉疼舌强气填胸，
关实脾热胃胀满，尺实腰肠痛不通。

[兼脉主病诗]

实洪三焦热势狂，实数腑热积滞酿，
实滑痰凝热积滞，实弦肝气横逆象。

注

（1）实脉总是由于邪热炽盛，郁积不散的病变所致，如发狂、谵语、呕吐、阳毒、伤食、便秘、气痛等，故苦寒通肠发汗药用之效佳。

（2）兼脉主病：实而洪主热邪充斥三焦，实而数主腑热积滞，实而滑主痰凝热积，实而弦主肝气横逆。

总之，实脉主实证，实而浮数为实热，实而沉迟为寒实。实而柔和有力为正常人。实弦则为重症感染的实证居多，实弦有力脉可能为肝脾肿大、肿瘤、疮痈。

9. 长脉（阳）

[体状相类诗]

长（脉）过本位柔和象，弦脉充满兼紧张，
弦和长比差多远？良工尺度自能量。

[主病诗]

长脉迢迢大小匀，反常为病似牵绳，
阳毒咳血癫痫狂，三焦热结奔豚病，
胁痛眩冒或疝气，皆因阳明热势深。

[兼脉主病诗]

长浮实邪外来感，长数内热（长）滑热痰，
长浮无力阳外浮，长实热邪壅滞患。

注

（1）正常的长脉是：脉来大小均匀，柔和条达。

（2）长脉主5种病：①阳亢咳血；②癫痫狂乱；③三焦热结；④奔豚疝气；⑤胁痛眩冒。

（3）兼脉主病：长而浮为外感实邪，长而数为阳热内盛，长而滑为热痰内停，长而浮无力为阳气外浮，长而实为热邪壅滞。总之，长脉为阳热有余之实热证。

10. 短脉（阴）

[体状相类诗]

短脉寸尺不足满，涩脉短迟细且难，
涩短而沉肺肾病，短弦瘀滞短滑痰。

[主病诗]

短脉只在尺寸寻，短而滑数酒伤神，
浮短血少沉短痃，寸短头痛尺腹疼。

注

短脉只在尺寸可见，不足满即不及本位应指而回，不能满部，因发汗多亡阳者。
涩脉是短而迟细且搏动艰难。涩短而沉为肺肾病，短弦属瘀滞，短滑为痰。
短而滑数为酒伤神，浮短为血少，沉短为痃满，寸短为头痛，尺短见于腹疼。

11. 洪脉（阳）

[体状诗]

洪脉来盛去衰见，满指滔滔该夏天，
阴亏于内阳外浮，脉洪无力虚劳辨，
洪脉春秋冬月里，升阳散火药当煎。

[相类诗]

洪脉来时拍拍然，来盛去衰似波澜，
实脉根脚无阔大，举按弦长硬且坚。

[主病诗]

洪脉阳盛阴血虚，火热伤阴心病居，
胀满反胃呈呕吐，虚劳泄痢疮虫疾。

[分部诗]

左寸洪脉心火炎，右寸洪脉肺热堪，
关洪肝火胃虚病，尺洪肾虚阴火看。

[兼脉主病诗]

洪沉里热（洪）滑痰热，洪浮表热或虚热，
洪而虚软热伤阴，洪紧胸胀便下血。

注

（1）如春、秋、冬季见洪脉，是阳热亢盛。如因寒邪遏抑阳气，火热内郁，仍然当用"升阳散火"之法施治。虚证在关部或尺部可见洪脉。

（2）洪脉的根脚极其阔大，轻举或重按都有弦长而坚硬的感觉。

（3）兼脉主病：洪大为热盛，洪浮为表热或虚热，洪沉为里热，洪急为胀满，洪紧多胸胀或便难下血。洪滑为痰热，洪而虚软为热盛伤阴。

（4）洪脉主4种病：①热盛伤阴；②虫积腹痛；③疮痛浸淫；④虚劳泄痢。总之，洪脉多主里热亢盛。

12. 微脉（阴）

[体状相类诗]

微脉轻微软无力，细弱欲绝似有无，
微脉阳弱细阴弱，细和微比稍见粗。

[主病诗]

微脉阴阳气血微（弱），恶寒发热汗淋漓，
男微劳极诸虚病，女微崩漏带下医，
阳虚感冒或虚损，阳亡阴竭崩漏痢。

[分部诗]

寸微气促心悸惊，关微中虚胀满症，
尺见微脉精血弱，恶寒黄疸消渴病。

[兼脉主病诗]

涩微亡血弦（微）拘急，气虚中寒微而迟，
浮微阳弱沉（微）阴弱，数微营血不足使。

注

（1）微脉主5种病：①阳虚感冒；②虚损不足；③虚中崩漏；④阳亡阴竭；⑤虚寒下利。

（2）兼脉主病：浮微为阳弱，沉微为阴弱，涩微为亡血，弦微者拘急，软微者自汗，迟微为气虚中寒，数微者为营血不足使然。微脉主元阳衰微，或气血阴阳俱虚。

13. 紧脉（阴中之阳）

[体状诗]

紧脉有力绳绷紧，紧绳左右跳不停，
紧为寒邪来作寇，内为腹痛外身疼。

[相类诗]

参见弦脉、实脉。

[主病诗]

紧为诸痛主因寒，宿食风痫喘冷痰，
紧洪痈疽紧实胀，浮紧表寒沉（紧）里寒，
宿食风痰动脉硬，虚冷中寒感风寒。

[分部诗]

寸紧左外右内寒，关紧脾胃腹痛堪，
尺见紧脉是阴冷，或是奔豚疝痛看。

注

（1）左寸见紧脉多为外感寒邪，右寸见紧脉多为内伤寒盛，关见紧脉多为中焦脾胃寒湿凝滞而致的腹内作痛。

（2）紧脉主4种病：①宿食风痛；②动脉硬化；③虚冷中寒作痛；④风寒感冒。

（3）兼脉主病：数滑流利是痰食，数而紧张是寒侵，浮紧为风寒咳嗽发热头痛，沉紧心腹疼痛胀满，呕痛、风痫、阴疝痃癖，紧洪者痈疽，紧细者疝瘕，紧实者胀痛，紧涩者寒痛。

（4）紧脉主寒证、痛证、宿食。

14. 缓脉（阴中之阳）

[体状诗]

缓脉匀缓四至通，柳梢柔软舞轻风，

欲从脉里求神气，只在从容和缓中。

[相类诗]

见迟脉。

[主病诗]

缓脉营衰卫有余，中风风湿脾虚湿，

虚寒飧泄噎膈疮，湿阻太阴反胃疾，

寸缓项强尺痿痹，参合浮沉大小区。

[分部诗]

寸缓风邪项背拘，关缓风眩胃家虚，

尺缓脾肾阳虚证，濡泄风秘足力迂。

[兼脉主病诗]

缓浮风湿卫阳虚，缓滑气血沉湿痹，

缓而迟细主虚寒，缓而滑大实热使。

注

（1）尺见缓脉多是风湿在下致痿痹等症，应参合浮、沉、大、小各种脉象以利区别。

（2）尺脉迟缓而弱，则病气虚湿滞而两足蹒跚无力，行动迟缓。

（3）缓脉主6种病：①中风风湿；②风痹痿厥；③实热痈疮；④虚寒飧泄；⑤噎膈反胃；⑥脾虚而湿阻太阴。

（4）兼脉主病诗：①缓浮为风湿或卫阳虚；②缓滑为气血两虚或热中（中焦热），缓沉为营弱湿痹；③缓而迟细主虚寒；④缓而滑大主湿热；⑤缓细为痹湿；⑥缓涩为血虚；⑦缓大无力是阴虚。总之，缓脉主脾虚，气血不足，或湿证。浮缓为风，沉缓为湿。正常人见缓脉。

15. 芤脉（阳中之阴）

[体状诗]

芤脉浮大软如葱，边实须知内已空，

火犯阳经血上溢，热侵阴络下流红。

[相类诗]

芤脉中空四周实，浮大而迟虚脉使，

芤更带弦是革脉，芤失精血革血虚。

[主病诗]

寸芤失血心悸忡，关见芤脉呕脓红，

尺芤下焦出血证，赤淋红痢漏崩中，

遗泄失精或失血，汗吐伤液是病踪。

[兼病主病诗]

芤迟气血两虚宗，芤结促痰瘀结中，

芤虚软为失精血，芤数阴虚悸怔忡。

注

芤脉是浮沉兼有，中取无脉，或曰两旁有脉，中心空虚。其特点是脉浮形大，管软中空。

（1）芤脉主失血、吐血、衄血、便血、尿血、外伤出血、崩漏下血等。

（2）芤脉主3种病：①失血血虚；②失精遗泄；③汗吐伤液。

（3）兼脉主病：芤浮为气血两伤，芤数阴虚，芤虚软为失精亡血，芤结促为痰瘀内结于身体中，芤迟为失血正虚、内热。总之，芤脉主亡血、亡阴，见于大失血或失亡津液。

16. 弦脉（阳中之阴）

[体状诗]

> 弦脉迢迢端直长，肝经亢盛脾胃伤，
> 怒气满胸常想叫，翳蒙眼珠泪淋浪。

[相类诗]

> 弦来端直如丝弦，紧脉如绳左右弹，
> 紧言其力弦言形，牢脉弦长沉伏间。

[主病诗]

> 肝胆脉弦阴阳分，诸痛寒热疟缠身，
> 浮沉迟数当分别，大小单双有重轻，
> 肝郁肝旺虚寒泄，反胃鼓胀疮痰饮。

[分部诗]

> 寸弦头痛膈多痰，左关寒热癥瘕辨，
> 右关弦胃寒胸痛，尺弦阴疝脚拘挛。

[兼脉主病诗]

> 弦数肝火（弦）滑痰饮，弦紧癥瘕（弦）迟寒凝，
> 弦细血虚肝气郁，弦缓肝乘脾之病。

注

弦脉主肝胆病、疟疾、痛证、痰饮。

（1）弦脉主肝病，诸痛，痰饮，疮疾，反胃，鼓胀。

（2）弦大无力为虚，两手弦脉为脾败或胁急作痛，左关弦为肝之病，右关弦属肝气犯胃。

（3）兼脉主病：弦长积滞，弦细拘急，弦迟虚寒，弦滑痰饮，弦数肝经有火，弦紧瘀血疝瘕，弦沉悬饮里痛。

17. 革脉（阳中之阴）

[体状主病诗]

> 革脉形如按鼓皮，芤弦相合脉寒虚，
> 女革半产或崩漏，男革血虚或梦遗。

[相类诗]

> 见芤、牢脉。

[兼脉主病诗]

> 革脉阴气虚竭证，气虚寒郁癥瘕成，
> 革而缓怠无神危，革而浮紧表寒盛。

注

革脉见于半产、亡血、失精、漏下。革脉表现为弦急而中空,似按鼓皮。革脉见于大虚证如气虚不固,血虚不足,虚劳亡血,半产漏下,阴寒失精。革脉既见于阴气虚竭,又见于外邪袭表(革而浮紧)之重证,还见于虚寒凝聚之腹痛疝、瘕、癥瘕积聚等证。若革而缓怠无神,属病已危。

18. 牢脉(阳)

[体状相类诗]

牢脉弦长实大坚,牢位常居沉伏间,
革脉芤弦自浮起,革虚牢实要详看。

注

牢脉见于阴寒内盛,疝气癥瘕之实证。牢脉由弦、长、实、大、沉5种因素合成,因此,学者要理解:牢脉在极沉的部位出现,其形状不仅实大而长,还带弦急的样子,故牢为深在而坚实之意,常见于大实证如五积、癥瘕、气结、心腹疼痛、风痉拘急、阴寒内积、动脉硬化(血管失去弹性常见沉弦有力、形大弦长、坚固不移之脉,为血液充实,血压高之表现)。

19. 濡脉(阴)

[体状诗]

濡脉浮细按当轻,水面浮绵力不禁,
病后产中容易治,平人脉濡是无根。

[相类诗]

濡脉无力浮柔细,弱脉无力沉柔细,
微脉浮微如欲绝,细脉沉微但柔细。

[主病诗]

濡脉脾病血阴虚,髓海丹田亏损极,
阴虚盗汗或湿热,血崩濡泻湿侵脾,
湿热弥漫主脾病,诸虚百损劳极体。

[分部诗]

寸濡阳微自汗多,关濡脾胃中气弱,
尺濡精血虚寒甚,温补真阴重药琢。

[兼脉主病诗]

濡弦麻木或眩晕,濡数湿热弥漫身,
濡浮阳虚涩失血,濡细脾虚遭湿侵。

注

濡脉由浮、细、虚三种因素合成,因此濡脉要同弱脉(虚)、微脉、细脉相区别。从口诀可知,四脉的区别是其部位不同,即濡脉和微脉当浮取,弱脉和细脉应沉取。

(1)濡脉主要特征是浮(重按则无)而柔细,应浮取。弱脉是沉取见柔细。微脉是浮而柔细,重取在浮部仍然存在,只感脉来不绝但如丝缕。细脉在沉部取之,感脉来不绝但如丝缕。

(2)濡脉主湿盛之胸闷、腰重、肢倦或气虚乏力、亡血、自汗、喘乏、遗精、飧泄、骨蒸、惊悸等。

（3）两尺部见濡脉，为下焦虚寒，精血两伤，宜甘温大剂重剂峻补真阴，才能治愈久病顽症。

（4）濡脉主4种病：①亡血阴虚；②湿热弥漫；③诸虚百损；④主脾病。

（5）兼脉主病：①濡弦为麻木或眩晕；②濡脉主湿犯，而濡数则主湿热弥漫；③濡浮为阳虚，濡涩主失血；④濡细为脾虚湿侵。总之，濡脉见于虚证、湿证。

20. 弱脉（阴）

[体状诗]

弱脉无力按之柔，柔细而沉不见浮，
阳陷入阴精血弱，白头犹可少年愁。

[相类诗]

寸弱阳虚病可知，关弱脾胃虚寒疾，
两尺弱脉精血亏，失血日久或阴虚。

[兼脉主病诗]

弱脉虚寒精血虚，弱涩血虚细（弱）阳虚，
血虚筋痿弦细弱，弱散崩漏或精遗。

注

弱脉见于气血不足，以阳气不足为主。弱脉由沉细虚3种因素合成。

（1）弱脉不任重按，应沉取见细软无力。

（2）弱脉主病：骨肉酸痛，精气清冷，虚喘久嗽，眩晕耳鸣，腰膝酸软，虚弱无力。

（3）弱脉主3种病：①精血不足；②失血日久；③脾胃虚寒。

（4）兼脉主病：弱涩血虚，弱细阳虚，弱软盗汗，弱散遗精崩漏，弱弦细为血虚筋痿。

21. 散脉（阳）

[体状诗]

散似杨花散漫飞，去来无定至难齐，
产为生兆胎将坠，久病阳损快快医。

[相类诗]

散脉无拘散漫然，濡脉浮细水中绵，
浮而迟大为虚脉，芤脉中空触有边。

[主病诗]

左寸散忡右寸汗，左关软散溢饮患，
右关软散两脚肿，两尺散脉元气乱，
咳逆上气心悸忡，或是气血多耗散。

注

散脉和浮脉的不同之处是脉的力度。

（1）散脉浮取触之即散，稍按深处似无，恰以杨花，漂漂无根之状。浮脉浮取有触之不散之力。散脉在临产时触及，是临分娩之兆，但正产前见散脉，要防止产后虚脱。如还不到产期，则有可能将堕胎。久病者见散脉，是脾肾阳气虚损严重，必须急快救治。

（2）散脉主元气离散，气离血耗，心悸怔忡，足胫足背肿胀，咳逆上气等。

（3）散脉主2种病：①气血耗散；②心悸喘咳。

总之，散脉见于元气离散，脏腑精气衰败，尤其是心肾之气将绝的危重证。

22. 细脉（阳）

［体状诗］

细脉疲软细如丝，应指沉沉无绝期，

春夏少年防不利，秋冬老弱却相宜。

［相类诗］

见微脉、濡脉。

［主病诗］

细脉如丝血气衰，诸虚劳损七情乖，

或因湿气侵腰肾，精伤枯竭汗泄来，

胃虚腹胀阳气虚，溏泄冷痢寒咳灾。

［分部诗］

寸细气虚呕吐频，关细腹胀胃虚形，

尺细阳虚丹田冷，泄痢遗精病脱阴。

［兼脉主病诗］

细数虚热（细）涩血虚，细紧属寒（细）沉湿痹，

细弦肝虚（细）弱盗汗，细弱无力阳气虚。

注

细脉主诸虚劳损，又主湿。

（1）细脉又名小脉，不仅如丝之细，而且软弱无力显十分困乏的样子，然虽细但在深沉部能触及，绝没有中断的时候。七情乖即七情不和。元阳大衰，丹田寒冷，泄痢遗精，阴精脱失者，尺脉多细。失血过多，精液枯竭者叫脱阴。

（2）细脉主5种病：①阳虚不足；②诸虚劳损；③胃虚腹胀；④溏泄冷痢；⑤虚寒咳嗽。

（3）兼脉主病：细涩血虚，细数阴虚内热或热邪，细紧寒邪，细沉湿痹或内脏虚寒，细弱盗汗，细微气血亏损或冷痢，细弦肝虚或血虚气滞，细弱无力者是阳气不足。

23. 伏脉（阴）

［体状诗］

伏脉推筋着骨寻，指间裁动隐然深，

伤寒欲汗阳将解，厥逆脐痛症为阴。

［主病诗］

伏脉霍乱吐痢频，虚脱心衰阴寒盛，

水食痰结或暴痛，卒中昏迷火郁呈。

［分部诗］

两寸伏脉食郁胸，要吐不吐最难受，

关伏腹痛困沉沉，尺伏疝痛剧烈愁。

注

伏脉主邪闭、厥证和痛极。

（1）伤寒症见伏脉则将欲作汗而解之象。脐腹冷痛，四肢厥逆见伏脉者，为阴寒内

盛证。

（2）凡急剧骤发的呕吐腹泻，中医概称霍乱，不完全是指现在的法定传染病而言；主要病变为伤于饮食，阳热外逼，阴寒内伏而致呕泻脉伏。此见，伏脉是一种极沉的脉象，主要因寒热邪气凝聚，经络壅滞，气血阻塞而成，以热症少、寒症多，剧痛，而显伏脉为特点。

（3）伏脉有力，因实邪内伏，气血阻滞，证见气闭、热闭、痛闭、痰食阻滞、剧痛等。伏脉无力，因久病正虚，心阳不足，阳气欲脱者，证见霍乱、寒厥、妊娠停经、营卫不畅等。

（4）伏脉主7种病：①虚脱心衰；②卒中昏迷；③吐痢伤液；④火邪内郁；⑤阴寒内盛；⑥水气痰食互结；⑦卒惊暴痛。

（5）伏数为火邪内郁、热厥，伏迟为阴盛在里、寒厥。若两手伏脉，同时太溪脉和跌阳脉都不见者，属危险证候。

24. 动脉（阳）

[体状诗]

动脉坚紧三部见，无头无尾豆形圆，
其原本是阴阳搏，虚者摇兮胜者安。

[主病诗]

动脉专为痛与惊，汗因阳动热因阴，
气喘泄痢拘挛病，男子亡精女子崩。

[兼脉主病诗]

动虚之脉为失精，动浮表邪（动）弱惊悸，
动滑湿痰动数热，动实或痛或为痹。

注

动脉主惊恐、痛证。动脉由短、滑、数3种因素合成，学者要体会的是短脉和动脉的不同之处是它们的通畅程度：动脉流利，寸关尺均可见。短脉只在寸尺两部，触之动短突跳。

（1）动脉特点为搏动得坚紧有力，像圆豆之形、无头无尾地突出一点跃然指下，在寸关尺三部都感到动脉，搏动流利、频数而紧滑短，跳突为动，其产生原因是阴阳两气相搏，胜的一方脉气安静，虚的一方则表现出坚紧有力，如豆大摇动的脉搏，此即脉书所云：阳虚则阳动，阴虚则阴动的道理。

（2）汗因阳动热因阴：阳不胜阴则自汗，阴不胜阳而发热。

（3）动脉主惊恐气郁诸痛。动脉主3种病：①惊恐心悸；②卒暴疼痛；③气喘不卧。

（4）兼脉主病：动滑湿痰，动数为热，动弱惊悸，动虚失精，动浮表邪，动实为痛为痹。

25. 促脉（阳）

[体状诗]

促脉数而时一止，促脉阳盛欲亡阴，
三焦火盛耗阴液，进病无生退可生。

[相类诗]

见代脉。

[主病诗]

促脉只医火热病，气血痰饮食五因，

促脉气粗狂瘀痰，阳盛毒疮发斑疹。

[兼脉主病诗]

促洪阳明热势甚，促滑痰饮食积停，
阴损阳竭促细弱，气滞血瘀促涩沉。

注

促脉主阳热亢盛、邪实阻滞、脏气衰微。

（1）促脉特点是短而快速，脉来数时一止，止有定数。故脉数而偶歇止的都叫促脉。歇止次数由多渐少则病情转好，由少渐多则病情趋重，尤其是病后促脉，最当注意。

（2）促脉主热，促脉总因三焦热盛，阳盛欲亡阴致气血运行受到严重阻遏所致。常因气、血、痰、饮、食等内郁，病发狂、发斑、毒疮等。

（3）兼脉主病：促而洪为阳明热盛，促而滑为痰饮食留滞，促而细弱为阴损阳竭，促而涩沉为气滞血瘀。

26. 结脉（阴）

[体状诗]

结脉缓而时一止，独阴偏盛欲亡阳，
浮结气滞沉结积，汗下分明在主张。

[相类诗]

见代脉。

[主病诗]

结脉气虚血涩因，老痰结滞阴寒凝，
内生积聚外痈肿，气郁疝瘕病为阴。

[兼脉主病诗]

结脉无力是虚证，结滑老痰和水饮，
结散热盛或气郁，结涩瘀血内积停。

注

结脉主阴盛气结，气血虚衰。结代脉见于早搏、二联律、三联律等异常心律等心脏疾病。

（1）结脉特点是短而迟缓，脉来迟时一止，止无定数。

（2）结脉主寒，故见结脉多是因寒而气血凝滞所致，一般都用温散或辛通加消积之法治之。脉结见浮而有力是寒邪滞于经脉，宜辛温发汗。脉结见沉而有力，为阴寒凝固致气机受阻，宜用辛通导滞法。但不可只知结脉是气血凝滞所致，要记住久病、劳病者，因气血渐衰，精力不继也可出现脉搏断而复续、续而复断的结脉，这是阴阳俱损所致，治法也当有别。

（3）结脉为阴盛之脉，因气滞、痰结、宿食、癥瘕、疝痛、七情郁结所致。

（4）结脉主3种病：①独阴偏盛；②痰食积聚；③气虚血涩。

（5）兼脉主病：脉结无力为虚证（心阳心气虚或气血虚弱），结散为热盛或气郁，浮为寒邪滞经，沉结为积气在内，涩结为积瘀在内，滑结为老痰或水饮，数结为热盛。

27. 代脉（阴）

[体状诗]

脉搏歇止不能还，歇后照搏代脉唤，
久病代脉还可治，平人代脉仔细看。

[相类诗]

　　　　促脉数而时一止，结脉缓而时一止，
　　　　止不能还为代脉，结轻代重不可比。

[主病诗]

　　　　代脉脏病元气衰，中寒吐痢泻脾败，
　　　　损伤风痛脘腹痛，心悸女怀三月胎。

[兼脉主病诗]

　　　　代散便血迟脾绝，结代同见心悸得，
　　　　代细而微津液枯，代而沉细泄痢者。

注

代脉主风证、痛证、脏气衰微、七情惊恐、跌打损伤。

（1）代脉是脉搏动到一定的至数，便歇止一次，歇止后，仍是照旧的搏动。代脉的歇止有2个特点：①前后歇止的距离，是均匀而有定数的，非常规则。②歇止的时间比较长，即谓"良久方来"。凡脉歇一次后，再来时能极快地连续搏动两次，这叫"脉能自还"，说明它颇有自行补偿的能力。如果歇止一次之后，再来时仅仅是照常的搏动，只是减少了一次，没有自行补偿的能力，就叫做"不能自还"了。

（2）代脉是脏腑元气亏损、元阳不足，严重者元气衰败所致，久病者在辨清虚损所在而正确治疗，也可医治。如正常人忽见代脉，应仔细检查以防意外。代脉重按则无，是无根无神无胃气的危脉，总因脏气衰弱、元阳不足（精气尽竭）。

（3）代脉主4种病：①脏腑元气衰败；②中寒吐痢（腹痛不食是脾败脏衰的危候）；③心悸动而痛；④损、伤、风、痛。

（4）兼脉主病：代而迟缓为脾绝，代而洪为络脉病，代而沉细为泄痢，代散为便血，代细而微为津液枯干，结代同见为心悸。注意：一定要是代而无力，重按则无才是脏气欲绝。

28. 疾脉

　　　　疾脉一息七八至，元气将脱病危急，
　　　　疾而无力阳将绝，有力阴绝阳亢极。

注

疾脉主阳极阴竭，元气将脱。疾脉一息七至八至，是元气将脱之兆，疾而无力为虚阳浮越，疾而有力躁甚者为阳亢无制致真阴垂绝之象。疾脉和促脉的不同之处是节律不同：疾脉的节律快疾，促脉快而有歇止。

疾脉为另加的，不属于《濒湖脉学》所载的脉象。

六、脉的主病归类口诀

　　　　痰证脉结促滑弦，痛动促代伏紧弦，
　　　　虚弱微细气血虚，湿证脉搏濡细缓，
　　　　若见脉搏迟缓长，弦滑洪者可平安。

注

脉见结、促、滑、弦者多患痰证。脉见动、促、代、伏、紧、弦者多有痛证。气血虚弱者则见虚、弱、微、细脉。脉见濡、细、缓者为湿证。当然，见迟、缓、长、弦、滑、洪等脉者也可为正常人。

七、怪脉（真脏脉）

怪败死绝真脏脉，釜沸鱼虾屋漏脉，
雀啄解索和弹石，心功器质病变多。
无胃之脉无冲和，脉来应指显坚搏，
弦急如刃偃刀脉，转豆如苡小坚搏，
弹石急促而坚硬，无神无序散乱脉，
雀啄屋漏解索脉，无根釜沸鱼翔脉。
脉象虚大若无根，微弱不应指觉脉。

注

怪脉有釜沸脉（无根）、雀啄脉（无神之脉）、屋漏脉（无神之脉）、弹石脉、转豆脉、偃刀脉（无胃）、解索脉（无神之脉）、鱼翔脉（无根）、虾游脉（无根）计7种怪脉。

诸脉一贯被认为是死候。（雀啄连来三五啄，屋漏半日一点落，弹石硬来寻即散，搭指散乱真解索，鱼翔似有又似无，虾游静中跳一跃，更有釜沸涌如羹，旦占夕死不须药）。

怪脉是无胃神根之脉，又叫真脏脉、败脉、死脉、绝脉（心绝脉如操带钩，转豆躁急一日忧。肝绝之脉如弦弓，循刃责责八天终。脾绝雀啄或屋漏，覆杯流水四天忧）。

现代医学认为：真脏脉绝大部分是心律失常之脉象，其中以心脏器质性病变为主，亦有少数属功能性病变。真脏脉示病已危重，应大力配合现代医学积极抢救。

七绝脉，出自元代危亦林所著《世医得效方》。指无胃神根，节律紊乱，无从容和缓感觉的脉象。又称真脏脉、败脉、死脉、绝脉。多见于疾病的后期，脏腑之气衰竭，胃气败绝的病证。

①釜沸脉 bubble – rising pulse（condition）：主脉绝。釜沸脉是危重病出现的特殊脉象，脉经上说脉在皮表，浮数之极，至数不清；如釜中沸水，浮泛无根，称釜沸脉，为三阳热极、阴液枯竭之候；在实际诊疗中呼吸衰竭患者可体会到这种脉象。脉在皮表，浮数之极，至数不清，主脉绝。

②鱼翔脉：脉在皮肤如鱼在水中游动，头定而尾摇，似有似无，多为三阴寒极，阳亡于外之候。

③虾游脉：脉在皮表，如虾游水，轻浮上飘一扬，力弱微极，主阴绝阳败，主死。

④屋漏脉：脉在筋肉之间，脉极缓慢，且间歇不匀，如屋漏残滴，良久一滴，溅起无力，如小滴溅地之无力，见于胃气营卫将绝。

⑤雀啄脉：脉在筋肉之间，脉来数急，三五不调，止而复作，脉律不齐，如雀啄食之状，主脾气已绝。

⑥解索脉：脉在筋肉之间，脉律不齐，乍疏乍密，散乱无序，如解乱绳状，多为肾与命门之气皆亡。

⑦弹石脉：脉在筋肉之间，脉来如指弹石，辟辟凑指，毫无柔和软缓之感，为肾气竭绝之象。

八、诊妇人脉

妇女健康无他病，左关尺脉忽洪大，
洪大于右经将至，将至滑利经期滑，
寸关脉调尺细数，尺弱月经不利下，

> 尺虚细涩精血亏，量少闭经经迟达，
> 脉迟弦涩气滞瘀，痛经闭经或癥瘕。
> 预产不到堕胎散，怀胎嗜酸脉搏滑，
> 临产散脉离经脉，崩漏脉虚小缓滑。
> 上小下大女腹箕，中正圆高男腹釜，
> 左疾为男右为女，胎气忠于阴阳主。

注

妇女健康无他病，左关尺脉忽洪大于右为月经将至。月经将至者脉来滑利，正值月经期间脉滑。寸关脉调而尺脉细数或尺脉弱者为月经不利。尺脉虚细涩者，为精血亏损，可见月经量少、闭经、经迟。脉搏迟弦涩者为气滞血瘀，见于痛经、闭经或癥瘕。预产期不到而见散脉为将要堕胎。嗜酸脉搏滑之妇女怀胎了。临产时散脉、离经脉为正常。崩漏者脉虚小缓滑。

《素问·腹中论》帝曰："何以知怀子且生也？"岐伯曰："身有病而无邪脉素也。"张景岳曰："凡妇人怀孕，其气血留聚，胞宫内实，故尺阴之脉必滑数"。《脉经》："尺脉按之不绝者妊娠。"张仲景说："妇人脉滑数而经断者为有孕。"根据这些描述可知：妊娠后由于生理的需要以及为适应这些需要，孕妇机体发生了一列的变化，这些变化反映在脉象上就是妊娠脉象。妊娠妇女新陈代谢增加，血流增快，使脉象出现滑利流畅、搏指有力。由于妊娠时期和个体因素之差异，脉搏的流畅滑利与最佳搏动部位的出现也有差异。

据现代研究结果为：妊娠40多天者可见三部脉沉浮正等，按之无绝，滑象不是很明显。40~60天后，脉搏滑利流畅，寸口脉盈而搏指有力（寸脉滑疾应指有力）。60~90天后，尺脉按之不绝，滑利应指，疾而不散（尺脉滑疾明显）。

孕妇之腹上小下大如箕覆，多为怀女之腹；孕腹中正圆高如釜覆者，多为怀男之腹，左手脉疾急为怀男，右手脉急疾为怀女，胎气忠于阴（右手）女，阳（左手）男（见《医宗金鉴·妇科心法要诀》）。

九、诊小儿脉

> 小儿脉短分部难，切诊一指定三关，
> 五岁六至为平脉，三岁一息八至安，
> 浮表沉里数为热，脉迟脉紧都是寒，
> 大小不齐为积滞，沉滑食积浮风痰，
> 身弱脉虚身强实，重按得知牢脉看，
> 缓脉湿邪或湿聚，脉急脉缓邪正判。

注

小儿脉短，分部诊脉较难，切诊可以一指定三关，五岁六至为平脉，三岁一息八至也为平安脉。浮脉为表证，沉脉为里证，数脉为热，脉迟或脉紧都是寒证，脉来大小不齐为积滞，脉搏沉滑为食积，浮滑为风痰，身弱者脉虚、身强者脉实，重按得知为牢脉，缓脉为湿邪或体内湿聚，脉急为邪实当速给治，脉缓为正虚不太胜邪。

十、脉证顺逆与从舍

> 脉证相应判顺逆，脉证不应仔细审，
> 证真脉假要舍脉，证假脉真当舍证。

注

脉证的顺逆是从脉证的相应、不相应来判断疾病的顺逆。脉与证一致叫相应，不一致叫不相应。脉证不相应时必有一真一假，应仔细详审。证真脉假者当舍脉从证。证假脉真者要舍证从脉治之。

十一、关于西医学中的几种脉象及所主病症

1. 毛细血管搏动征：用手指压病人的指甲床末端，或以清洁玻片压其口唇黏膜，如见到红、白交替的节律性血管搏动现象，称为毛细血管搏动征。常见于脉压增大的疾病，如主动脉瓣关闭不全（简称主闭）、甲状腺功能亢进症及严重贫血等。

2. 主动脉弓动脉瘤：此病可见左侧脉搏出现的时间比右侧的要晚。

3. 肝颈静脉回流征：用手按压无心功能不全的心脏病人的右上腹部时，不会引起颈静脉充盈。而按压患有心功能不全的病人的右上腹部肿大的肝脏时，则颈静脉充盈更加明显，这叫肝颈静脉回流征阳性，是右心功能不全的重要征象之一，也可见于渗出性心包炎或缩窄性心包炎患者。其发生机制是按压右心功能不全或心包炎病人的肝脏时，可使回流至下腔静脉与右心房的血量增加，但因右心房瘀血或右心室舒张受限，不能完全接受回流的血量，而致颈静脉充盈更加明显。

4. 上肢无脉型多发性大动脉炎或动脉缩窄：应对比双下肢脉搏。此病可见两侧桡动脉搏动之强弱不等，以脉搏减弱或消失的一侧患病或病重。

5. 下肢无脉型多发型大动脉炎或动脉缩窄：应对比上肢脉搏，如较上肢脉搏明显减弱或消失不能触及。

6. 奇脉（又名吸停脉）：在吸气时脉搏明显减弱或消失，而在呼气终了时变强，称为奇脉。常见于心包积液或缩窄性心包炎。其产生机制是：在患有心包积液和缩窄性心包炎时，吸气时肺循环的血容量增加，但因心脏受束缚，体循环的血液向右心回流不能相应增加，结果使肺静脉血液流入左心的血量较正常减少，左心室搏出量亦因之减少，致脉搏变弱不能触及；呼气时，较多的血液从肺流入左心室，则脉搏变强可触及。

7. 交替脉：为一种节律正常，一强一弱交替出现的脉搏，是心衰的表现，见于高血压性心脏病和冠状动脉硬化性心脏病。

8. 重搏脉（又叫重脉）：正常脉波在其下降期中有一重复上升的脉波，但较第一个波为低，不能触及，仅能用脉波计描出。在某些病理情况下，此波增高而可以触及，叫重脉。见于伤寒或一些长期热病。

9. 水冲脉：脉搏骤起骤降，急促而有力，这是由于收缩压增高或偏高，舒张压降低使脉压增大所致。检查时，将病人手臂抬高过头则触之更为明显，见于主动脉瓣关闭不全、甲状腺功能亢进症、动脉导管未闭等。

口诀：

> 毛细血管见搏动，主闭、甲亢、贫血重。
> 主动脉弓动脉瘤，左侧脉搏比右晚。
> 上肢无脉大动炎，桡动强弱不等见。
> 下肢无脉大动炎，动脉缩窄搏消减。
> 肝颈静脉回流征，右房瘀血室舒限，
> 右心功能不健全，渗出缩窄心包炎。
> 奇脉心包积液症，缩窄性的心包炎。

交替心衰高冠心，重搏长期热伤寒。
水冲甲亢或主闭，动脉导管未闭全。

第二节 按 诊

触摸按直间叩诊，按肤寒热汗燥润，
痛肿疮手足尺肤，腹部痞满积聚疼，
虚里肺乳肝胆胁，大小少腹腧穴精。

注

此诀是说中医按诊的总内容。中医有触诊、按诊、叩诊（直接叩诊，间接叩诊分为拳掌叩击和指指叩击诊）。按诊肌肤及所按部位的寒热、汗、燥、润，疼痛、肿胀、疮痈、手足、尺肤及腹部的痞满、积聚、疼痛，按诊虚里、肺胸部、乳房、肝胆胁，大腹，小腹（下腹正中为小腹），少腹（脐下腹的两边为少腹），腧穴等情况，以助收集四诊资料，判断病情。

一、按虚里

虚里左四五肋间，心搏情况察心尖，
宗气强弱病虚实，预后吉祥与凶险。
有力搏动搏动处，范围律率与聚散，
微弱不足宗气虚，应衣太过外泄散，
按之弹手洪大危，绝而不应病危险。
胎前产后虚劳慎，提高警惕防骤变。
搏动迟弱心阳虚，心肺气绝高而喘，
宗气不守数急止，高热动高聚不散，
搏动欲绝无死证，多是痰饮作祟患。

注

虚里在左第 4、5 肋间，左乳头下稍内侧，此处可查心尖搏动情况，探寻宗气的强弱，病之虚实，预后吉凶。"虚里诊"要查有无心尖搏动，搏动有力还是无力、弱力，心尖搏动处的位置，搏动范围，搏动强弱、节律、频率、聚散等。尤其在病情危急时寸口脉难凭时，"虚里诊"更有重要意义。

①心尖搏动微弱不足为不及，是宗气内虚之故。

②心尖搏动应衣为太过，是宗气向外泄散之故。

③按心尖处感觉心尖搏动弹手，洪大而搏为危险之候。

④按心尖处感觉其动绝而不应为危险之候，此况如在胎前产后或虚劳者应提高警惕，以防骤变向坏病。

⑤虚里搏动迟弱，为心阳不足虚。

⑥虚里搏动散漫而数，胸高而喘，为心肺气绝之候。

⑦虚里搏动数急而时有一止者，为宗气不守。

⑧高热、食滞或痘疹将发时可见虚里动高，聚而不散，为热证所致。

⑨虚里搏动欲绝而无死证者，为痰饮作祟。

二、按胸部

肺下界下移肺胀，腹腔脏器下垂症，

肺下界上移肺痿，鼓胀癥瘕瘤悬饮。

肺胀气胸前胸高，鼓音肺气壅滞成。

胸痛悬饮肺痨瘤，肺痈痰热浊实音。

局限胸痛青紫肿，外伤肋骨骨折呈。

乳房肿块部位数，大小外形和硬度，

压痛淋巴活动度。乳痨脓如溃豆腐，

乳癌质硬不规则，流出血性分泌物。

乳核不痛推移光，乳癖质软活动度。

注

在知道肺下界位置后，按诊肺下界下移见于肺胀，腹腔脏器下垂等。肺下界上移为肺痿，鼓胀，癥瘕，腹内肿瘤和悬饮等。肺胀或气胸则见前胸高隆，叩之鼓音，其音清者为肺气壅滞所致。胸痛、悬饮、肺痨、肺内肿瘤、肺痈、痰热壅肺则叩诊得到浊音或实音。局限性胸痛青紫肿胀，多因肋骨骨折等外伤所致。

按诊乳房肿块时，要注意肿块的部位、数目、大小、外形、硬度、压痛、淋巴结情况，肿块及淋巴结的活动度。

乳核则不痛，推之可移，边界清楚，表面光滑。

乳癖则质软，活动度好，边界不清但质地不硬。

乳痨则形如梅李，边缘欠清，皮肉相连，进展较慢，日久可溃，流出如豆腐渣样脓液。

乳癌则质硬不规则，高低不平，边界不清，腋窝可有肿块，乳头流溢出血性分泌物。

三、按胁部

胁痛喜按为肝虚，肿块刺痛拒按瘀。

右胁肿块光滑钝，压痛肝热或肝著。

质硬不光小结节，边锐微痛肝积症。

坚硬不平压痛癌，右腹直外右肋弓近，

囊状压痛胆囊病，左胁痞块脾脏病。

疟疾之后左胁块，按之硬者疟母病。

注

右胁痛喜按，按之空虚无力为肝虚。右胁下肿块，刺痛拒按为血瘀。右胁下肿块质软光滑，边缘钝而有压痛者为肝热或肝著。右胁下肿块，质硬，表面平或呈小结节状，边缘锐利微痛为肝积。右胁下包块坚硬不平，不规则而常有压痛为肝癌。右腹直肌外缘与右肋弓交界附近按触到梨形囊状物，并有压痛，为胆石、胆胀等胆囊病变。左胁下痞块见于脾脏病变。如疟疾后左胁下触及包块，按之显硬者为疟母。

四、按脘腹

脘腹痞满闷胀痛，按之较硬痛为实。

柔软无痛为虚满，胀按水声水饮起。

硬慢拒按按痛实，痛而喜按虚证使。

局部肿痛拒按疮，按此及彼气滞闭。

瘀血按痛不移位。瘕聚走窜病在气。

肿块大者病深重，不光不规则重疾，

坚硬如石为恶候，快速成长预后厉。
腹胀如鼓为鼓胀，如囊裹水水鼓是，
不见波动膨响气，少腹痛硬肠宿屎。
包块聚散窜不定，条索痛按为虫积。
少腹剧痛反跳痛，肠痈热汗脓未起。
腹中脐部腹股沟，肿块凸起为疝气，
尿意排后消失尿，排尿不消胞宫是，
石瘕宫瘤宫囊肿，或是膀胱肿瘤使。

注

脘腹痞满闷胀，按之较硬而痛为实证。柔软无痛为虚满证。脘腹胀按之有形，水声辘辘为水饮停于胃脘所起。脘腹硬满拒，按之而痛为实证。脘腹痛而喜按为虚证。局部肿痛拒按为疮痈，按此处胀处连及彼处胀痛为气滞气闭。

瘀血按之疼痛部位固定不移位。瘕聚按之走窜不定，病在气分。肿块大者病为深重。表面不光滑，不规则者重疾。肿块坚硬如石为恶候。肿块快速成长则预后欠佳。腹胀如鼓为鼓胀，如囊裹水为水鼓。腹胀按住不见波动，膨膨作响者为气鼓。少腹痛而硬肠如条索硬块状为宿屎。包块聚散走窜不定，如条索状，按之痛为虫积。少腹剧痛而反跳痛，为肠痈，发热出汗则脓未起。腹中脐部腹股沟，肿块凸起为疝气。尿意排后消失则是尿。排尿不消为胞块或子宫，如停经了多为怀孕胀大的胞宫，或者为石瘕、子宫肌瘤、子宫卵巢囊肿、子宫卵管等妇科各部位的囊肿，或是膀胱肿瘤。

五、按肌肤

1. 按肌肤寒热

肌肤寒热润燥疼，滑涩肿胀疮皮疹。
阳虚寒冷体温低，肌肤灼热热阳盛。
亡阳脉微如欲绝，苍白汗淋肌肤冷。
亡阴脉躁疾无力，汗出如油肌肤湿。
真热假寒阴格外，内热肢厥热内盛。
表解汗出热退凉，无汗灼热热正甚。
表热初按觉热甚，久按热感就减轻。
久按更热为里热，不热不红为阴证。
阳证灼热红肿痛，初按肌肤无热凭，
久按灼手热不扬，困重痞腻湿热蕴。

注

按诊肌肤的寒热，润燥，疼痛，滑涩，肿胀，结节，疮痈，皮疹等。阳气虚少则肌肤寒冷，体温偏低。肌肤灼热，体温升高发热为阳气盛、实热证。亡阳则见脉微如欲绝，面色苍白，大汗淋漓，肌肤冷。亡阴则脉躁疾无力，汗出如油，四肢肌肤尚温。真热假寒证格阴于外，则身内灼热而四肢厥冷，为阳热内盛。表解则汗出热退身凉。皮肤无汗而灼热为热正甚。表热初按觉热甚，久按则热感反而为减轻，久按更热为里热。不热不红为阴证。阳证灼热红肿痛。湿热蕴结证初按肌肤无热感，久按灼手则为身热不扬，头身困重脘痞苔腻。

2. 按肌肤润燥滑涩

新病皮肤光滑润，枯涩气血津液损。
皮肤干燥未出汗，身已出汗肤湿润。
肌肤甲错失荣瘀，皮肤干瘪津液损。

注

新病皮肤有光泽且滑润，久病肌肤则枯涩为气血不足、津液虚损。皮肤干燥者尚未出汗，身已出汗则皮肤湿润。肌肤甲错为失荣，多因瘀血所致。津液亏损则皮肤干瘪，为血虚失荣或瘀血所致。

3. 按疼痛肿胀

硬痛拒按为实证，濡软可按属虚证。
轻按就痛病表浅，重按有痛病位深。
水肿按之陷不起，举手陷起气肿证。

注

硬痛拒按为实证，濡软可按属虚证。轻按就痛病位表浅，重按有痛病位在深部。水肿按之凹陷不能即起，举手放开手则凹陷即起为气肿证。

4. 按疮疡

疮疡寒证不热肿，热疮灼手压之痛，
根束红肿隆实证，虚证平塌疮漫肿，
疮处坚硬没有脓，边硬顶软已化脓。

注

疮疡寒证不热不红肿不硬，热证疮疡红肿疼痛处灼手压之痛，根束红肿疼痛隆起为实证。虚证则疮根平塌，疮面漫肿。疮处坚硬没有化脓，边硬顶软已化脓。

5. 按尺肤

中医特色尺肤诊，肘内掌后横纹诊。
尺肤热盛为温热，脉搏洪滑而数盛。
脉搏细小尺肤凉，少气泄泻痢疾证。
风水尺肤陷不起。精血不足糙如鳞，
糙如鱼鳞脾阳虚，水饮不化之痰饮。

注

诊断尺肤是中医特色之一，是诊断肘内掌后横纹处。尺肤热盛为温热，脉搏洪滑而数为热盛。脉搏细小尺肤凉，为少气、泄泻、痢疾证。风水证按尺肤凹陷不起，精血不足则尺肤粗糙如枯鱼之鳞，尺肤粗糙如鱼鳞还见于脾阳虚衰，或为水饮不化之痰饮。

6. 按手足

阳虚肢温阳气存，四肢厥冷病重深。
阳热实证手足热，寒证阳虚手足冷。
热证手足冷为逆，热证手足热为顺。
感热手足背更热，手足心热内热证。

表热额比手心热，手比额热里热呈。

注

阳虚者四肢尚温为阳气尚存，四肢厥冷者病重而深。阳热炽盛为实热证则手足热，寒证者阳虚寒盛而见手足冷。热证者手足冷为逆证，热证手足热者为顺证。手足背更热者为外感发热，手足心热甚者为内伤发热。觉额头热比手心更热者为表热，手心热比额头更热者为里热。

7. 按腧穴

按腧穴找反应点，结节条索滑动按，
形态大小软硬动，压痛酸胀反应感。
肺病中府肺太渊，肝病太冲期门肝，
巨阙大陵膻中心，肾病气海太溪点，
脾病章门太白脾，五腑病按十二原。

注

按腧穴寻找反应点，看腧穴处有无结节或条索状物，在穴位处滑动按寻，了解指下物的形态，大小，软硬度，活动度，有无压痛酸胀等反应感觉。肺病按中府、肺俞、太渊，肝病按太冲、期门、肝俞，心病按巨阙、大陵、膻中，肾病按气海、太溪，脾病按章门、太白、脾俞，五腑病按十二原穴。

第五章　八纲辨证

疾病类别阴阳辨，病位表里定深浅，
疾病性质寒热分，邪正盛衰虚实管。
辨证先把阴阳辨，脉象舌甲大小便，
有神无神声微大，冷饮热饮喜热按。

注

八纲为阴阳，表里，寒热，虚实8个纲领。辨证先辨阴阳！

疾病的类别可分为阴证和阳证，病位的深浅可分为表证和里证，疾病的性质分寒与热，邪正的盛衰以邪盛者为实证、以正虚者为虚证。辨证先辨阴阳，查看脉象、舌象、甲印象、大小便，有神无神，声音微弱或大，喜冷饮或热饮，喜热喜按等情况。

辨证中的症、证、病的基本含义及关系

症为体征单个症，包括症状和体征，
为病现象非本质，据此表现可辨证①。
证为证候阶段性，病因位性和邪正，
高度概括其病理，多个症状内联成；
单症反映病现象，疾病本质证反映；
症为辨之前提，辨证结果谓之证②。
一个病含若干证，同一证见多种病；
病为全程特点律，中医治病要对证，
同病异治异病同治，皆因证之异同定③。

注

（1）症为症状，指疾病的单个症状和体征，是疾病所表现的现象，不是疾病的本质，故症状表现是辨证的主要依据。所以症状是辨证的前提，证是辨证的结果。如患者见壮热、烦渴、面赤、息粗等症状，舌红、苔黄、脉洪数等体征，则辨证为里热实证。

（2）证为证候，具有阶段性。证是疾病过程的病理总和。证横观整个病态过程。证是对疾病处于某一阶段时，对其病因、病位、病性、邪正双方的力量对比的高度病理概括，每一证候都有其特定的症状和体征，故构成证候的症（症状和体征）都有其特定的内在联系。请再分析上例"里热实证"。

（3）一个病含若干证（证为证候。故病是对证的高度概括），同一证（证候）见于多种疾病中。如血瘀证见于头痛、腹痛、胁痛、痛经等病中。腹痛病有寒邪内阻、湿热壅滞、中虚脏寒、气滞血瘀证等不同证候。病是对疾病全过程的特点和规律的概括。中医既辨病又要辨证，但中医治病要针对证，因为证的不同，故治亦不同。正是证有异同，中医才有同病异治、异病同治，如五更泻与肾阳虚之阳痿，虽病种不同，而都用温补肾阳之法治之，皆因其证相同。

第一节　八纲基本证

一、表里辨证

表证脉浮苔薄白，恶寒发热喉痒咳，
头身疼痛打喷嚏，颈强流涕鼻塞别。
里热壮热身热烦，舌红苔黄大便干，
面红尿赤脉洪数，口渴喜冷躁多言，
神昏谵语或发狂，胸脘腹胀痛拒按。
里寒便溏怕冷寒，肢冷形寒少语言，
口淡不渴喜热饮，脘腹疼痛喜温按，
舌淡苔白脸苍白，脉搏沉迟或沉缓。
胃肠寒湿气机乱，肠鸣腹泻胀痞满。

注

表证因于寒因于热的特点是均见恶寒发热。表证若为风寒袭表则恶寒重，发热轻；若为风热袭表则发热重，恶寒轻。里证分为里热证，里寒证和寒湿证。口诀中的里热证的临床表现为：里热则见壮热，身热烦躁，多言，谵语甚则发狂，口渴善冷饮，胸脘腹胀痛拒按且按之更痛，大便秘结，尿黄赤短少，舌红绛苔黄干，脉洪数有力。请学习者顺诀释义去理解掌握表证、里寒证和寒湿证。

表证和里证的鉴别要点

表证新病表浅短，外感热寒同时见，
鼻塞流涕咽喉痒，喷嚏咳嗽脉浮按。
舌尖红赤苔无变，五脏症状不明显。
里证发热不恶寒，但寒不热病程长，
脉沉多样舌象变，主见脏腑病症状，
咳喘心悸痛呕胀，多种多样范围广，
"非表即里"病情重，病位较深病程长。
在脏在下在血管，在腑上气病轻浅。

注

表证见于新病，病位表浅，病程较短。外感表证寒热同时并见，五脏症状不明显，舌尖红赤，舌苔无变化。外感表证的常见症状为鼻塞，流涕，咽喉作痒，喷嚏，咳嗽，按之脉浮。"有一分寒热便有一分表证"指外感证。

里证发热不恶寒，或但寒不热病程长，脉沉、脉搏多种多样，有舌象变化。里证主见脏腑病症状：咳喘，心悸，呕吐，脘腹胀满；里证发病多种多样，范围广，即谓"非表即里"。里证病情重，病位较深、病程长。里证病位有深有浅：在脏，在下，在血者，较为深重；在腑，在上，在气者，病位较浅。里证发热不恶风寒（但热不寒），或但寒不热。

表证和里证的关系

表里同病三种情，初病既见表里证，
表证未罢传入里，本病未愈兼标病。
表里俱寒或俱热，表里俱虚俱实证，

里实表虚或相反，表寒里热相反证。

注

表里同病常有三种情况：①初病既见表证又见里证。②表证未罢，又及入里。③本病未愈，又兼标病。表里同病是指病位，其寒热虚实的病变常有：表里俱寒，表里俱热，表里俱虚，表里俱实；表虚里实或表实里虚，表寒里热或表热里寒等。

半表半里证（即少阳证）

少阳脉弦饮食减，寒热往来喜呕烦，

口苦咽干苔白（薄）黄，胸胁苦满又目眩。

注

舌苔白或薄黄。少阳证症见：脉弦，饮食减少，寒热往来，喜呕心烦，口苦咽干，苔白（薄）黄，胸胁苦满，目眩。

二、寒热辨证

寒证恶寒喜温暖，㿠白苔白舌暗淡，

舌不红绛苔不燥，脉搏沉迟无力感，

肢冷蜷卧尿清长，气冷息微稀溏便，

痰涕涎白清稀冷，口淡不渴热饮欢，

脉沉迟缓紧细弱，咽痛没有红肿变，

神萎倦怠声无力，按胸腹无灼热感。

热证脉数喜冷饮，面红目赤躁不宁，

苔黄痰黄大便结，发热恶热更喜冷，

气热息粗声响亮，形强有力神志昏，

肛门灼热胸腹热，舌红焦燥眼有神。

注

寒证：身重恶寒喜温暖，喜热饮，口淡不渴，面色㿠白，苔白，舌暗淡，舌不红绛，舌苔不燥，脉搏见沉迟无力、紧、细、弱、缓，四肢冷，蜷卧，尿清长，出气冷，气息微弱，大便溏稀，痰涕涎白清稀冷，咽痛，没有红肿变，精神萎靡，倦怠，声低无力，按胸腹无灼热感，以上寒证具备（既使外见大热，而体温39～40℃的高热，身热似火，神昏谵语，身疼头痛，目肿口疮等统统不管而诊断为寒证。不好断定是不是属寒，可先用肉桂试证，服下肉桂赖受则为寒证），因属真寒假热证（寒极似热）。

热证：脉数，渴喜冷饮，面红目赤，舌红绛焦燥，眼有神，烦躁不宁，苔黄痰黄，大便结，发热恶热，更喜冷，出气热，气息粗，声音响亮，形强有力，神志昏迷，肛门灼热，胸腹热，不要厚衣厚被等。即使有四肢厥逆，畏寒，也要诊断为热证，因属真热假寒证（热极似寒）。

寒证和热证的鉴别要点请从以上口诀中去理解掌握。寒证与热证的关系有上寒下热、上热下寒、表寒里热、表热里寒、热证转寒、寒证转热、真寒假热、真热假寒，请学习者背熟此诀后，再从寒热出现的部位、先后、真实征象去理解掌握与辨证即解。但要注意寒热真假的假象多见于四肢、皮肤和面色方面，而脏腑、气血、津液方面的变化才是反映的疾病本质，辨证时以里证、舌象、脉象为确诊依据。

寒热与表里的关系

表寒（证）寒重发热轻，鼻塞流涕头身疼。

表实无汗喷嚏咳，颈强苔薄脉浮紧；

表虚有汗脉浮缓，汗出恶风诸般症。

表热（证）热重微恶寒，口干微渴或有汗，

面红舌红脉浮数，鼻流浊涕头痛烦。

注

表寒证则恶寒重、发热轻，鼻塞流涕，头身疼痛。表实证则恶寒无汗，喷嚏咳嗽，颈强，苔薄白，脉浮紧。表虚证则有汗，脉浮缓，汗出恶风诸般症。表热证则发热重，微恶寒，口干微渴或有汗，面红舌红，脉浮数，鼻流浊涕，头痛心烦。寒热与表里相关所形成的证候大致有此六种：表寒里热证、里寒表热证、表寒证、表热证、里寒证、里热证。

三、虚实辨证

实热（证）发热神昏谵，痰涎壅盛又多言，

尿淋涩痛苔厚腻，呼吸气粗烦渴汗，

便秘舌红脉洪数，胸脘腹痛痛拒按，

呃逆有力声高亢，排泄物臭黄稠黏。

实寒（证）恶寒苔白腻，逆冷腹痛又拒按，

痰多喘促大便结，脉沉有力伏紧弦。

虚热消瘦潮热汗，眼干耳鸣晕花软，

舌红少苔脉细数，疲乏咽干五心烦。

注

虚证的阳虚（虚寒）和阴虚（"虚热"）见本书前的八纲辨证中的阴阳章节。故此处略去。

实热证则见发高热，神昏谵语，痰涎壅盛，多言烦躁，尿淋涩痛，苔厚腻，呼吸气粗，心烦口渴，大汗，便秘，舌红脉洪数，胸脘腹痛、痛而拒按，呃逆有力，声音高亢，排泄物臭黄稠黏。

实寒证则见恶寒重，苔白腻，四肢逆冷，腹痛拒按，痰多喘促，大便结，脉沉有力伏紧弦。

虚热证则见消瘦，潮热盗汗，手足心热，眼睛干涩，耳鸣，头晕眼花，腰膝酸软，舌红少苔，脉细数，疲乏无力，口咽干燥，五心烦热。

虚证和实证的鉴别要点

虚证久病神不振，不足松弛衰退症，

阳虚口渴喜冷饮，苍白萎黄形寒冷，

疲懒气怯尿清泄，声低息微舌胖嫩，

食少体弱脉无力，痛处喜按隐隐疼，

舌瘦生苔或无苔，胀满时减按不疼，

五心烦热自盗汗。畏寒添衣近火温，

注意至虚有盛候，真虚假实虚极人。

实证新病精神好，停聚有余亢盛兆，

痛处拒按心烦躁，壮热潮热实热高，

面色深红或暗滞，谵狂腹胀便秘尿，

壮实亢奋苔厚腻，脉实有力舌苍老，
声高气壮气息粗，恶寒添衣假热晓。

注

虚证为久病，精神不振，以"不足、松弛、衰退"为主症。阳虚者之虚寒证则见口渴喜冷饮，面色苍白、萎黄，形寒肢冷，疲乏懒言，气怯，尿清长，大便溏泄，声低息微，舌体胖嫩，食少体弱，脉无力，痛处喜按，隐隐作疼，舌体瘦小，生苔或无苔，胀满时减而按不疼，畏寒添衣近火温；或虚热者五心烦热，自汗盗汗。注意至虚有盛候，真虚假实是虚极之人。

实证为新病，精神好，以"停聚、有余、亢盛"为主症。实热证则见痛处拒按，心烦躁，壮热，潮热为实热高热，面色深红或暗滞，谵狂，腹胀便秘，尿短赤而黄，壮实亢奋，苔厚腻，声高气壮，气息粗，脉实有力，舌苍老；如见恶寒反而添衣，热仍高，为假寒。应知晓。实寒者则恶寒重。

虚证痛者多为隐痛，痛处喜按。实证痛者多为剧痛，痛处拒按。牢记熟记有关虚证和实证的临床表现的口诀，结合疾病所在部位，可辨别上虚下实、上实下虚、表虚里实、表实里虚等；结合虚实轻重缓急，可正确处理虚证挟实、实证挟虚、虚实相当、实证转虚、虚证转实等；抓住疾病的本质，不被假象所迷惑，可恰当辨清真实假虚、真虚假实等。

提示：中医临床病证的虚实变化，主要取决于邪正盛衰。邪盛正衰可使病情迅速恶化。邪正相持使病情处于迁延状态。邪气亢盛而正气相对不衰，可形成实证。邪气亢盛而正气不足，可形成虚实夹杂证。"大实有羸状"就是真实假虚；真实假虚的病机为实邪结聚于里，气血不能畅达于外所表现的虚象。"至虚有盛候"即真虚假实，其病机为脏腑气血虚极，运化无力而却在外面表现为实象。

四、阴阳辨证

1. 阴证

阴里虚寒萎微寒，无神神萎又畏寒，
舌淡胖嫩甲齿印，苔白青紫滑润软（乏），
脉沉迟细无力微，小便清长气息短，
满口津液出气冷，苍白晦暗静少言，
口吐清水痰清稀，口淡不渴喜热按，
带下涕唾清稀腥，冷痛按无灼热感，
便溏蜷卧声低微，肢冷厥逆大冷汗，
悸忡厚衣胖肿静，胸腹闷痛囊缩见。
大热加衣是假热，大寒减衣是假寒。
阴盛格阳寒内盛，脉大面红渴热烦。
四诊准确见阴证，纵有高热阳虚辨。

阴证疮毒不红肿，疙瘩僵硬不太痛，
疮根平大黯无光，难溃紫黑臭稀脓。
阴证四逆汤类方，禁慎寒凉药处方。

注

凡符合"阴"的一般属性的证候为阴证。阴证的一般属性为：抑制、宁静、衰退、晦暗。里证、虚证、寒证均属阴证，但这三证各有其侧重面（根据其侧重面选方用药治之）。素体阳虚，元阳不足，劳欲伤阳，寒凉伤阳，喜吃生冷或空调皆伤脏腑阳气等等，都可导致阴证。

阴证的临床表现为：阴证为里证、虚证、寒证。萎微寒：精神疲惫或萎靡不振，气息短促，语声低微，脉搏沉细或沉迟无力，脉微弱、脉细弱、脉微欲绝。肢冷畏寒或四肢逆冷，出气时气息冷，面色苍白或晦暗，静而少言，爪甲青黑，舌质青紫（寒瘀），舌质淡，舌前部颗粒细嫩，舌体胖嫩而舌边有齿印，舌苔白且滑润，全身酸软乏力，腹冷痛而胀（寒痞），肢冷便溏甚或下利，小便清长，满口津液，口吐清水，口淡无味，不渴，喜热饮、喜热喜按，咯痰清稀（寒痰、寒饮），带下、涕、唾等排出物量多而清稀有腥味，（寒痹）身冷肢痛但按之无灼热感，甚或厥逆，喜厚衣厚被，大汗淋漓或出冷汗，畏寒蜷卧。心悸怔忡，肥胖，身肿，喜安静，胸腹闷痛，阴囊冷缩。

本诀至此：已反映了五脏之寒：心寒，肾寒，肺寒，脾寒，肝寒。中医师不识阴虚、阴火，极易误治。张景岳说："真寒假热之病极多，而真热假寒之病则仅见耳"。"仅见耳"意为"极少"。如阴火用寒凉药治，则害人。郑钦安在《钦安用药金针》中说："……无论一切上中下诸病，不问男女老幼，但见舌青，满口津液，脉息无神，其人安静，唇口淡白，口不渴，即渴而喜热饮，二便自利者，即外观大热，身疼头痛，目肿口疮，一切诸症，一概不究，用药专在这先天立极真种子上治之，百发白中。若见舌苔干黄，津液枯槁，口渴饮冷，脉息有神，其人烦躁，即身冷如冰，一概不究，专在这先天立极之元阴上求之，百发百中"。

引火归原，阴火宜引，回阳破阴，用姜、桂、附，这附桂不是引火归原，而是让阴气消尽。阴火的根源是肾阳不足。上部火则阳戴于上，在头面咽喉至上胸之间，上部热而下部寒，属无根之火，患头面咽喉上胸诸疾。中部火为阳浮于外，而发热于皮肤肌肉之间，外热内寒，为格阳之火。下部则阳陷于下，见于便溺二阴之间，下部虽热而中则寒，所谓失位之火。此即张景岳所谓之"阴火是一源三岐"。

阴盛格阳的本质是阴寒内盛，格阳于外，可见高热、超高热、面红、脉大，口渴，烦热等假热表象（为阴寒内盛之热象），这时要避其高热假象，用四逆汤辈类救阳（反治法）。此即四诊准确见阴证，纵有高热也辨证为阳虚。阴证疮毒则不红肿，疮瘰僵硬，不太痛，疮根平大，疮瘰表面黯无光泽，难于破溃，若破溃则流出腥臭的紫黑色清稀脓汁。阴证应该用四逆类，禁用一切寒凉药。

临床须知亡阳征兆：①阳气损伤过程为：手凉，手腕凉到手臂背部凉为亡阳征兆，用四逆汤类。②全身凉，在亡阳了，用大剂四逆汤加肉桂（回阳饮）。③四肢逆冷，冷过肘膝，亡阳证候已到。用大剂四逆汤已经十难救二。④体温外散，全身肌肤冷又出冷汗或冷汗淋漓，亡阳已经难救。

2. 阳证

阳证表热实证议，神旺亢奋面红赤，

舌红燥裂苔黄干，脉浮洪大数有力。

腹痛拒按便秘臭，口臭躁狂尿黄赤，

声壮有力出气热，呼吸急促发高热，

唇燥口渴喜冷饮，芒刺满口舌甲热，

喘促痰鸣昏谵语，胸腹痞满便吐血，

张目不眠二便难，身轻恶热少无痰，
目红羞明雾翳障，赤脉贯睛热泪黏，
带下涕痰黄浓稠，喜冷薄衣薄被棉。
阳盛格阴热内盛，厥冷脉沉伏假寒。

阳疮热毒红肿痛，软硬适度疼痛凶，
便秘尿赤病程短，皮血溃流稠厚脓。
阳证白虎承气类，禁用辛燥热药辈。

注

凡符合"阳"的一般属性的证候为阳证。阳证的一般属性为：兴奋、躁动、亢进、明亮。表证、热证、实证均属阳证，但这三证各有其则重面（根据其侧重面选方用药治之）。阳胜则热为实热。阳偏盛的病机就是阳气偏盛，机能亢奋，热量过剩。

阳证的临床表现为：面色红赤，精神旺盛，呼吸急促，身发高热，语言粗壮有力，小便黄赤而短少，烦躁发热多言，口唇舌焦燥干裂，舌红绛，苔黄而干，喘促痰鸣，神昏谵语甚则发狂，腹痛拒按，大便秘结，便出奇臭，口渴喜冷饮，脉搏浮洪大数有力。

阳盛格阴的本质是邪热内盛，格阴于外，外表可见四肢厥冷，脉搏沉伏等假寒的表象（为邪热内盛之寒象），用攻下法泄其真热（反治法）。阳证疮疡则因热毒所至，症见发热红肿疼痛，甚者疼痛凶烈，疮疡表面软硬适度，兼便秘尿赤，病程较短，皮破肉腐而溃破流出稠黄而厚的暗脓血脓。阳证不能用辛热燥烈药，要用白虎汤、承气汤类急下存阴。

（请学习本诀者再多思此两则阴证和阳证的口诀，终身有益。编诀者冒昧建议：有志于中医者若将《本草纲目》、《医宗金鉴》、《叶天士医案》、《郑钦安医著》整理新编成中医学习丛书，也许势必是优于现在中医高等教材的好书）

第二节 八纲证候之间的关系

一、证的相兼

证相兼把单证加，分开再看各个证，
里虚寒者尿清长，神疲乏力畏寒冷，
喜温喜按舌淡胖，脉搏无力脉迟沉。
里虚热证烦热瘦，潮热盗汗燥干症。

注

证的相兼是把单个相关的纲领证的表现相叠加，辨证时再分开看各个纲领证。如里虚寒证可见：尿清长，神疲乏力，畏寒肢冷，冷痛喜温喜按，舌淡胖，脉搏沉迟无力。而里虚热证则见五心烦热，形体消瘦，潮热盗汗，口燥咽干脉细数等症。

二、证的错杂

表里俱寒感外寒，寒重热轻头身疼，
脘腹冷痛鼻流涕，便溏脉迟或浮紧。
表里俱热热邪犯，热重寒轻咳嗽喘，
便秘尿黄咽喉痛，舌红苔黄脉数按。

> 表寒里热感外寒，恶寒发热身无汗，
> 便秘尿黄头身痛，舌红苔黄渴饮烦。
> 表热里寒感热邪，发热恶寒身有汗，
> 头痛咽痛尿清长，大便溏泻厌食减。
> 表实里虚感风寒，恶寒发热身无汗，
> 心悸失眠头身痛，舌淡脉弱乏力懒。

注

以上6种情况为表里同病。①里俱寒为感受了外寒，寒重热轻，头身疼痛，脘腹冷痛，鼻流涕，便溏，脉迟或浮紧。②里俱热为感受热邪，热重寒轻，咳嗽咳喘，便秘，尿黄，咽喉痛，舌红苔黄，脉数。③寒里热为素体原有里热而又感受了外寒，恶寒发热，身无汗，便秘尿黄，头身痛，舌红苔黄，口渴引饮，烦躁。④热里寒为素体有里寒而又感受了热邪，发热恶寒，身有汗，头痛咽痛，尿清长，大便溏稀或泄泻，厌食，饮食减少。⑤实里虚为素体患有里虚而又感受了风寒，恶寒发热，身无汗，心悸失眠，头身痛，舌淡脉弱，乏力懒言（表实里虚指风寒在表为表实）。

三、寒热错杂

> 身先有寒后感热，原身有热后感寒，
> 感寒未解入里热，阴阳失调寒热兼。
> 上热下寒寒热杂，胸中烦热口咽干，
> 腹痛喜暖大便溏，中焦脾胃病虚寒。
> 上寒下热寒热兼，胃脘冷痛吐清涎，
> 尿频尿痛尿短黄，下焦膀胱湿热患。

注

寒热错杂是：①身先有寒而后感热，或原身有热而后感寒；②感寒表证未解入里化热；③阴阳失调出现寒热相兼。上热下寒之寒热错杂则见胸中烦热、口咽干燥的上焦热证，兼见腹痛喜暖、大便溏稀的中焦脾胃病虚寒证。上寒下热之寒热相兼错杂则见胃脘冷痛、吐清涎的脾胃虚寒证，兼见尿频尿痛尿短黄、下焦为膀胱湿热证。

四、虚实夹杂

> 先实邪盛伤正气，正虚无力祛病积，
> 体虚感邪变实证，分清病势孰缓急，
> 虚实孰多与孰少，确立攻补攻补施。
> 虚中夹实温病后，肝肾阴伤发热低，
> 舌红绛干口干渴，少苔无苔脉数细。
> 实中夹虚热伤津，舌红脉数大便秘，
> 口渴尿黄苔干裂，这是津液损伤起。
> 虚实并重儿疳积，化差泄泻瘦骨立，
> 腹部膨大躁不安，苔厚食旺热积滞。

注

身先患有实证，因邪气太盛损伤正气而正气虚。或身先有正气虚弱无力祛病邪使病邪积聚，或身体正气虚弱又感外邪而变实证，医生要着重分清虚实夹杂时的病势缓急，虚实孰多与孰少，确立以攻为主、以补为主还是攻补兼施的治则。

虚中夹实见于温病后，肝肾阴伤发热而低热不退，舌红绛而干口干口渴，少苔无苔，脉数细等虚证表现为主。实中夹虚因邪热伤津而发热，舌红脉数，大便秘等里实热证，口渴尿黄，舌苔干裂，这是津液损伤的虚象所起。虚实并重见于小儿疳积，既见消化力差、完谷不化，泄泻，体瘦骨立等脾胃虚弱的表现，又见腹部膨大、烦躁不安，舌苔厚浊、食欲过旺、食热积滞。"热积滞"此意为积滞化热的表现。

五、证候转化

1. 表邪入里

> 表实寒转里实热，感寒初期恶寒热，
> 脉浮苔白痛无汗，未解内传发高热，
> 口渴苔黄脉洪大，表邪入里化为热。

注

表实寒转为里实热，则感寒初期，症见恶寒发热，脉浮苔白，身痛无汗，未解内传而发高热，口渴，苔黄，脉洪大。此属表邪入里化为热。

2. 里邪出表

> 里邪出表是佳音，邪有出路病愈征。
> 麻疹热毒内闭时，热咳烦躁不出疹，
> 治后疹出热咳减，温病高热烦渴症，
> 汗出热退而身凉，烦躁减轻将愈病。

注

里邪出表是佳音，是邪有出路，病愈象征。如麻疹热毒内闭时，发热咳喘，烦躁，不出疹，治后疹出，发热咳嗽减轻；又如温病高热烦渴，汗出热退而身凉，烦躁减轻，示病将愈。

3. 寒证化热

> 寒湿痹证关节冷，重着麻木久病程，
> 温燥药红肿灼痛。寒哮咳痰稀而清，
> 久病变苔黄稠痰。痰湿凝聚阴疽冷，
> 漫肿无头不变色，转为红肿热脓成。

注

寒湿痹证见关节寒冷，重着麻木，病程已久，服用温燥药后红肿灼痛，为寒证化热之象。寒哮者咳痰稀而清，病久而变见苔黄，咳吐稠痰，为寒证化热之象。痰湿凝聚之阴疽冷木，漫肿无头，不变色，转为红肿发热而脓成，为寒证化热之象。

4. 热证转寒

> 热证转寒阳气散，转为虚寒亡阳见。
> 高热大汗吐泻甚，骤见面苍厥冷寒。

注

热证转寒是指原为热证，后出现寒证，原来的热证随之消失。是因邪热毒气严重耗伤正气，或因失治、误治使邪气过盛而耗伤正气，致正不胜邪，机能衰败，阳气耗散，而转为虚寒，甚至出现亡阳。如高热病人，大汗不止，阳从汗泄，或吐泻太甚，阳随津耗，阳气耗散骤然出现面色苍白，四肢厥冷作寒、脉沉迟等，这就是热证转化为寒证的表现。

六、虚实转化

1. 实证转虚

> 实证转虚补为主，高热脉大渴汗出，
> 津气耗损脉无力，消瘦食减虚弱著。

注

实证转虚是指原初为实证，见高热、脉大、口渴、汗出等，因治疗不当、日久不愈导致津气耗损，而见脉细无力、形体消瘦、食欲减少、虚弱少气、苔少或无苔的虚证，治当以补虚为主。

2. 因虚致实

> 虚证致实虚夹实，脾肺气虚痰饮湿。
> 气虚血亏传导阻，津枯肠燥大便秘。

注

虚证致实又叫虚中夹实，是指原初为虚证，因正气不足不能布化而致实证。如脾肺气虚，运化失职，宣降失常，出现痰饮或水湿等实邪，治当补脾肺之气为主，使肺能宣降，脾能运化则水湿、痰饮自消。再如气虚肠胃传导无力，血虚则津枯肠燥而大便秘结的实证，治以补虚为主，使津气恢复则大便通，实邪去。

七、证候真假

1. 真实假虚

> 真实假虚本实证，热结肠胃痰食证，
> 大积大聚经络阻，形寒肢冷脉迟沉，
> 患者声音气息粗，沉迟之脉有力行，
> 气血不畅虚是假，痰食热结是病本。

注

真实假虚原本为实证。如热结肠胃、痰食壅滞，大积大聚等致使经络阻滞，出现精神低靡，形寒肢冷，脉象沉迟或伏等虚象，但细察患者声高气粗，脉虽沉迟但按之有力，说明其是气血运不畅而出现虚证是假，痰食热结才是病变的真正本质。此为真实假虚证。此虚为"大实有羸状"，要透过现象去找病本。

2. 真虚假实

> 病本虚证气血虚，运化无力腹胀满，
> 腹痛脉弦如实证，腹虽胀满自缓解，
> 腹虽疼痛不拒按，脉弦重按无力见。
> 叫作至虚有盛候，脉舌症状仔细辨。
> 脉之有力与无力，有神无神舌质辨，

呼吸高粗与低弱，体质治疗病久暂。

注

真虚假实是指病本虚证，气血虚弱，运化无力而出现腹胀、腹满、腹痛、脉弦等有如实证的现象，而仔诊看发现：腹虽胀满但可自行缓解，而不是持续不减轻的久痛；腹虽痛但不拒按，而且按后痛减，脉虽弦而重按脉搏无力，这叫作"至虚有盛候"。

辨证虚实真假的要点是脉、舌、症的表现：人之有神与无神，脉之有力与无力，尤其以沉取之脉象为要点，舌质的胖嫩与苍老，呼吸言语之高亢粗壮与低怯微弱，病人的体质情况、治疗经过、疾病的久暂等都可作为诊断的依据。

第六章 病 性 辨 证

第一节 六 淫 辨 证

一、风淫证候

> 风淫游走善行变，速发速退是特点。
> 发热恶风头痛咳，出汗流涕脉浮缓，
> 瘙痒麻木身强直，抽搐痉挛角弓反。
> 寒热火湿痰水毒，形成不同病性兼。

注

风淫证候指风邪侵入人体肌表、经络、卫阳之后，则卫外功能失常，表现为符合"风"性特征的证候。风旺于春，风与肝相应。

风邪袭卫表则发热恶风出汗，头痛，咳嗽喉痒，鼻塞流涕，脉浮缓（风邪犯肺、风邪袭表证）。风邪袭皮肤则瘙痒难忍（风客肌肤证）。风袭肌腠则麻木（风胜行痹证）。风袭经络则强直，痉挛，抽搐，角弓反张，"诸风掉眩，皆属于肝"；"诸暴强直皆属于风"（风中经络证）。故风邪分为伤风和风袭经络两种。风邪可与寒、热、火、湿、痰、水、毒等邪相兼，成为不同病性的病，其不同名称为：风寒证、风热证、风火证、风温证、风湿证、风痰证、风水证、风毒证。

1. 外风（伤风寒、伤风热、伤风湿、风水）（参考：风中经络、破伤风，本书见后）

> 外风卫表不固患，伤风恶风发热汗，
> 鼻塞咳嗽咽喉痒，头痛身痛脉浮缓。
>
> 风寒恶寒又发热，无汗项强痛咳喘，
> 脉搏浮紧苔薄白，辛温解表治风寒。
> 风热发热出汗多，头痛痰涕黄稠黏。
> 风湿痞闷日晡热，困重如裹痹证患。
> 风水头面先浮肿（风水相搏证），咳嗽恶风身肿遍。

注

外感风邪则卫表不固，症见：伤风恶风，发热出汗，鼻塞咳嗽，咽喉发痒，头痛身痛，脉浮缓。风寒侵袭则恶寒发热，无汗，项强痛，咳喘，脉搏浮紧，苔薄白，用辛温解表法治风寒。风热外袭则发热，出汗多，头痛，痰涕黄稠而黏。感受风湿则脘腹痞闷，日晡潮热，身体困重如裹，久则患痹证。风水头面先浮肿（风水相搏证），咳嗽恶风身肿遍。患风水者头面先浮肿，后及全身。

2. 内风（中风、热极动风、肝阳化风、阴虚风动、血虚生风、虚阳浮越）

> 内风抽搐头眩晕，肢废震颤语言謇，
> 卒然昏倒不省事，半身不遂歪斜见。
> 诸风掉眩属肝经，或是风从体内生。
> 阳亢热极内风动，高热抽搐神志昏。
> 肝亢化风肝风动，面色如醉头眩晕，
> 昏倒头热口眼斜，半身不遂实风生。
> 阴虚血虚风麻木，四肢蠕动筋拘紧。
> 下元虚衰虚阳浮，痰浊上泛瘖痱症。

注

内风又叫"动风"。内风的临床表现为眩晕，四肢抽搐，震颤，手足为废弱不用，语言謇涩，甚则卒然昏倒，不省人事，横目斜视，口眼歪斜，半身不遂等。内风即"诸风掉眩，皆属于肝"，以及"风从内生"之类。内风的临床表现有实证和虚证之分。实证如阳邪亢盛，热极动风，症见高热不退，四肢抽搐，神志昏迷等。肝阳偏亢，肝风内动，常见眩晕，头部热痛，面色如醉，甚则猝然昏倒，口角歪斜，半身不遂等。虚证如温病邪热伤阴，阴虚生风，虚风内动则见筋脉拘急痉挛、手足蠕动等症，或下元虚衰，虚阳浮越，痰浊上泛，发为瘖痱重症等。瘖为舌强不能言，痱为足废不能用。

小儿慢脾风多见昏睡露睛。内风实证宜平肝息风，虚证当补养息风。

3. 伤风

> 伤风发热恶风出汗，咳嗽苔白脉浮缓。
> 辛凉药治风热侵，热重微微恶风寒，
> 舌苔薄黄脉浮数，头痛目赤干渴烦。

注

伤风则发热恶风出汗，咳嗽，苔白，脉浮数或浮缓。用辛凉药治风热侵袭，症见发热重，微微恶风寒，头痛，目赤，咽干口渴，心烦，舌苔薄黄，脉浮数。

4. 风中经络、破伤风

> 风中经络外风患，头痛恶风关节酸，
> 眩晕语謇角弓反，麻木歪斜脸抽挛。
> 破伤风病口噤严，苦笑拘急角弓反。

注

风中经络因外风所患，头痛恶风，关节酸痛，眩晕，语言謇涩，角弓反张，麻木，口眼歪斜，抽搐拘挛。破伤风病则口噤严，苦笑拘急，角弓反张。对风中经络治当祛风定搐。

二、寒淫证候

> 寒淫阳气被遏成，恶寒无汗局部冷，
> 尿清泻呕流清涕，喜热不渴脉搏紧。

注

寒旺于冬，寒与肾相应。寒淫证候因阳气被遏，以恶寒无汗，局部冷痛，尿清长，肠鸣泄泻，呕吐，鼻流清涕，喜热不渴，脉搏弦紧或沉迟有力。

1. 伤寒（外寒）

> 伤寒恶寒重发热，脉搏浮紧喘痰咳，
> 无汗颈强苔薄白，头痛身痛涕鼻塞。
> 辛温解表治风寒，恶寒发热身痛酸，
> 有汗无汗苔薄白，脉搏浮紧或浮缓。

注

伤寒则恶寒重，或伴发热，喘咳，无汗，颈强，头痛，身痛，鼻塞或流清涕，脉浮紧，苔薄白。治用辛温解表法。外感寒邪而致形寒肢冷，舌淡脉浮紧的病机为"阴偏胜"，阴偏胜为实寒（阴偏衰为虚热）。

2. 中寒

> 寒邪直中脏腑犯，呕吐清水又咳喘，
> 肠鸣腹泻腹冷痛，畏寒肢冷稀白痰，
> 喜温喜按苔白厚，脉搏沉紧或紧弦。

注

中寒为寒邪直中脏腑，症见呕吐清水，咳喘，肠鸣腹泻，腹冷痛，畏寒肢冷，咳吐稀白痰，喜温喜按，苔白而厚，脉搏沉紧或紧弦。过食生冷致脘腹冷痛、肠鸣泄泻的病机亦为"阴偏胜"（实寒），治当温里散寒。以上伤寒和中寒皆为外寒。

3. 内寒

> 脾肾阳虚生内寒，肢冷畏寒喜温暖，
> 舌淡胖嫩五更泻，阳痿宫冷腰膝酸。
> 心阳不足悸忡闷；脾阳不足便溏冷胀满。
> 肾阳不足腰膝冷，阳痿尿频子宫寒。
> 肺气不足痰清稀，少气自汗咳嗽喘。
> 肝寒头部颠顶痛，呕吐涎沫咯稀痰。
> 两侧少腹乳房痛，睾丸疼痛或寒疝。
> 外寒病急实证多，虚寒病久病势缓。
> 寒滞肝心胞宫证，寒胜痛痹经常见。

注

脾肾阳虚则生内寒，肢冷畏寒，喜温暖，舌淡胖嫩，五更泻，阳痿宫冷，腰膝酸。心阳不足则心悸，怔忡，胸憋闷。脾阳不足则便溏肢冷，脘腹胀满。肾阳不足则腰膝冷痛，阳痿，尿频，子宫寒。肺气不足则咳痰清稀，少气自汗，咳嗽咳喘。肝经寒滞可见头痛颠顶痛，呕吐涎沫，咯稀痰，少腹痛，乳房痛，睾丸痛，寒疝，用吴茱萸汤治之。感受外寒发病急，实证多。内伤虚寒病程久，病势缓，常见寒滞肝、心、胞宫证。寒胜以痛痹常见。

总之，寒淫证有伤寒证（风寒表证、风邪束表证）、寒邪客肺证、寒凝经脉证、中寒证（又称内寒证或里寒证）、寒滞胃肠证、寒滞肝经证、寒凝心脉证、寒凝胞宫证、寒胜痛痹证等。

三、暑淫证候

> 暑淫耗气又伤津，热汗疲乏口渴甚，

气急抽搐舌绛燥，暑热动风倒地昏。

注

暑旺于夏，暑与心相应。暑淫耗气伤津，发热汗出或汗出不止，疲乏，口渴甚，气急，抽搐，舌质红绛，舌苔干燥。暑热动风，可昏厥仆倒。

1. 伤暑

伤暑汗出头昏痛，恶热口渴舌质红，
小便黄少脉虚数，苔白苔黄疲软重。
暑月受寒叫阴暑，暑天受热叫阳暑。

注

伤暑则汗出，头昏头痛，恶热口渴，疲软甚，舌质红，小便黄少，脉虚数，苔白或苔黄。暑月受寒叫阴暑，暑天受热叫阳暑。伤暑是暑热伤人的轻证，治当清热解暑。阴暑是暑天受寒，畏暑贪凉，降温太过致受寒邪侵袭肌表而发热头痛，恶寒无汗，身体拘急酸痛，按寒治疗（香薷饮）。阳暑是暑月受热称阳暑，常因烈日盛暑不辞劳苦，致热毒伤阴，见头痛烦躁，肌体大热大汗大渴，脉浮气喘或无气以动等。阳暑按热医治，阴暑宜香薷饮。

2. 中暑

中暑口渴汗不止，发热昏倒又气急，
舌绛干燥脉濡数，出血惊厥或昏迷。

注

中暑是暑热伤人的重症，因暑热劳作或高温劳作而患，中暑的临床表现为：口渴，大汗淋漓，汗出不止，发热，卒然昏倒，甚则惊厥昏迷，气急，舌绛干燥，脉濡数；热逼出血则有吐血、咯血、衄血等。治当清暑益气。

四、湿淫证候

湿淫头昏沉如裹，嗜睡困重肢体倦，
或伴恶寒又发热，肢体关节肌肉酸，
渗漏湿液湿疹痒，纳呆胀痛痞闷满，
尿浊便溏面晦带，舌苔滑腻脉濡缓。
湿夹风暑水痰毒，湿遏卫表头病患。

注

湿旺于长夏，湿与脾相应。湿淫证候则头昏，头沉重如裹，嗜睡，身困重不爽，肢体倦怠，或伴恶寒发热，或肢体关节肌肉酸痛，或渗漏湿液，或湿疹发痒，或纳呆食少，脘腹胀痛痞闷满，尿浊便溏，面色晦暗，带下，舌苔滑腻，脉濡缓。湿胜则阳微。伤于湿者，下先受之。湿胜则濡泄，甚则水闭跗肿。在天为雨，在地为土，在人脏为脾，故湿喜归脾，脾虚喜中湿。湿常兼夹为患：如风湿证、暑湿证、水湿证、痰湿证、湿毒证，以及湿遏卫表证、风湿犯头证，各自可有不同的证候表现。

1. 伤湿

伤湿尿长关节痛，微恶风寒发热重，
舌苔白滑脉濡缓，头胀胸闷身沉重。

注

伤湿是外湿侵袭肌表，出现表证与湿象并见的病证，又叫表湿证，常发生在多雨季节感受外感病的初期。伤湿则尿清长，关节疼痛，微恶风寒，发热重，舌苔白滑，脉濡缓，头胀胸闷，身体困裹般沉重。治当发汗祛湿。

2. 冒湿

> 冒湿懈怠头如裹，全身困重脉濡弱。

注

冒湿就是长时间沾浸水湿，如水中工作、涉水淋雨、坐卧湿地等被外湿所浸而患。因于湿，首如裹。冒湿临床表现为：四肢懈怠，头如裹，困乏酸软，全身困重如绑，遍体不舒，脉濡弱。治当祛湿开蔽。

3. 湿阻

> 湿阻痞满闷痛胀，身重困倦食减量，
> 带下呕泻湿疹癣，水肿淋浊黄疸彰，
> 麻木不仁关节痹，拘痿闭经不孕养，
> 舌苔厚腻脉濡缓，小便短少大便溏。

注

湿阻则痞满闷痛胀，身重困倦，饮食减少，带下，呕泻，湿疹湿癣，水肿，淋浊，黄疸；湿阻经络则麻木不仁，湿阻关节则患痹证，或拘急痉挛痿废（湿热不攘，大筋緛短，小筋弛张。緛短为拘，弛张为痿）；妇女闭经，不孕；见舌苔厚腻，脉濡缓，小便短少，大便稀溏。治湿阻应化湿利浊。

4. 内湿与外湿

> 内湿脾虚湿困脾，互为因果病在脾。
> 湿从寒化伤脾阳，湿从热化伤胃阴。
> 脾虚为本湿盛标，治则化湿重健脾。

注

脾虚失运可致内湿，内湿困脾又可致脾虚，互为因果，其病在脾。湿从寒化则伤脾阳，湿从热化则伤胃阴。湿证以脾虚为本、湿盛为标，故治当健脾化湿。

五、燥淫证候

> 燥伤津液干燥见，口鼻咽喉皮肤干，
> 烦躁尿短咳少痰，温燥凉燥季节变。
> 燥邪犯表犯肺证，燥干清窍证可辨。

注

燥旺于秋，燥与肺相应。燥淫证候则燥伤津液出现干燥症状，口、鼻、咽喉及皮肤干燥，烦躁，尿短，干咳或咳嗽少痰。因季节变化可患温燥、凉燥，常见燥邪犯表证、燥邪犯肺证、燥干清窍证。

1. 温燥

> 温燥汗出头痛症，发热很重恶寒轻，

干咳口唇鼻咽干，稠痰难咯咳少痰，
口渴喜饮脉浮数，苔黄尿黄尿少短。

注

温燥则汗出，头痛，发热很重、恶寒轻，干咳，口、唇、鼻、咽干燥，咯稠痰而黄，痰难咯出，干咳少痰，口渴喜饮，脉浮数，苔黄尿黄，尿少而短。治温燥当轻宣凉润。

2. 凉燥

凉燥无汗头痛症，恶寒很重发热轻，
鼻塞口唇鼻咽干，苔薄脉浮口渴轻。

注

凉燥则无汗头痛，恶寒很重、发热轻，鼻塞，口唇鼻咽干燥，苔薄，脉浮，口渴较轻。治凉燥当轻宣温润。

六、火淫证候

火淫温热阳内盛，发热面红口渴甚，
便秘尿黄舌质红，苔黄脉数主要症。
风热犯表肺胃热，肝火上炎心火盛，
肠热腑实扰胸膈，肝火犯肺营血阴，
热闭心包病势剧，火淫先把热邪清。

注

火淫证候因温热之邪致阳内盛，症见发热面红，口渴甚，便秘尿黄短少，舌质红，苔黄脉数的主要症状。火淫证候常见有：风热犯表证，肺热炽盛证，胃热炽盛证，肝火上炎证，心火亢盛证，肠热腑实证，热扰胸膈证，肝火犯肺证，热入营血证，热闭心包证（病势重剧）。火淫证候首先要清解热邪。

1. 火热

火热高热烦渴汗，面红目赤口舌烂，
舌红苔黄脉洪数，（或）夜热失眠尿赤短，
舌绛昏谵脉细数，（或）吐血衄血发疹斑。

注

顺诀拆义时当注意"或"字，即火热证的临床表现为：高热壮热，汗出，心烦，渴喜冷饮，面红目赤，口舌糜烂，小便短赤，舌红苔黄，脉洪数；或身热夜甚，心烦不眠，渴不多饮，甚则神昏谵语，舌红绛，脉细数；或吐血、衄血、发疹、发斑等。治当清热泻火。

再注：温热之邪经肌表口鼻而入，则肌表营卫失调，阳气郁阻，不得泄越致机体阳气亢盛，功能亢奋，正邪剧烈搏斗则高热恶热喜冷、脉数等一系列火热征象。大热、高热在皮肤腠理疏泄，玄府常难（阖）合故汗大泄；热伤津液故大渴大饮，热在营阴故脉洪大数。热壅血脉故血流加速，血液充盈隆盛，严重者血热而逆乱妄行而见一系列动血出血的病证。

温、热、火：温为热之渐，火为热之极。火热常混称。但热属外淫，如风热、暑热、湿热。火与热的区分是：热在中医学中没有属于人体正气的说法。火分壮火和少火。壮火食气又称火邪，是指火盛耗气，甚至伤阴。少火是指人体正气，此少火藏于人体脏腑内，有温熙升发的作用，就是阳气的作用，这叫少火，又叫少火生气。温与热同属外感热病的一类致病因素，故在临床上常常把"温热"并称，叫做温热病邪。

"阴虚则内热，阳盛则外热"和"气有余便是火"，都是指火热。火生火热由脏腑经络阴阳气血失调所致。外火即外感火热是直接受温热之邪（暑热天，高温作业等）致火热病证。外火可由风暑湿燥寒转化而来；邪侵阳明燥土易化火，但邪侵少阴湿土则很难化火。风寒暑湿燥侵袭人体，多数要经过一段化热过程：寒邪从阳化热、湿郁化热、风与燥从阳化热化火，都生成火、火毒，都可患热证如口舌糜烂、舌生芒刺、肿毒疮疡，或高热、超高热而扰乱神明见狂躁、谵语、神昏，甚至高热生风而见四肢抽搐、目睛上视、颈项僵直、角弓反张等。

简言之，外火是外感风热、火热之邪而引发机体阳热过盛致机能亢奋，症见初起发热重、恶寒轻，头痛脉浮，继而壮热烦渴，脉洪数，常生风动血；内火（即内热，多属虚火）是阳气过盛化火，邪郁日久从阳化热化火，五志过极化火（如气郁之肝火），症见面红目赤、心烦口渴、尿赤便结、舌红苔黄、脉数等症；或精血亏耗，阴虚阳亢而虚热虚火内生，症见五心烦热，或骨蒸潮热、失眠盗汗、舌红少苔脉细数；或虚火上炎之牙痛、咽痛颧红升火等症。火热的来源有：外感风热、感受火邪，感寒从阳化热，湿郁发热，气郁化热，风与燥从阳化热化火，阳气过盛化火，五志过极化火，阴虚阳亢之虚热虚火。

2. 火毒

> 火毒壮热烦不眠，躁扰发狂神昏谵，
> 疮肿局部见脓血，脉数有力苔黄干。

注

脑的神志疾病多见于阳亢，火盛。实热实火、虚火、郁火、痰火、心火、肝火，火证几乎见于所有精神疾病中。火热灼津或气机运行障碍，会影响人体气血津液运行而产生痰浊、水湿、瘀血等，这些病理产物又会影响气机运行，互为因果。七情伤及脏腑产生痰瘀湿火，上蒙清窍出现神机失用等病，治火毒当泻火解毒。

3. 火邪为病总诀

> 躁热过极火来犯，实火病急因外感，
> 火毒疮肿脉搏数。心火昏谵口舌烂，
> 肝胆火晕目赤痛，脾火唇肿口渴烦，
> 胃火口渴牙龈痛，肺火咳血黄稠痰。
> 肾火晕鸣五心热，消瘦盗汗腰膝软。
> 大肠便秘肛门热，小肠尿痛口舌烂，
> 膀胱血尿淋浊闭；虚火潮热五心烦，
> 肺阴不足咳少痰，心阴悸忡又失眠。
> 肝肾阴虚头眩晕，耳鸣遗精腰膝酸。
> 脾胃阴伤虚火旺，口渴欲饮口燥干。
> 阴虚火旺要滋阴，气虚内热用甘温，
> 实火要用苦寒剂，阳气衰败温补肾。
> 火热温性都相近，燔热伤津阳热盛，
> 热渴面红脉洪数，动风动血发斑疹。
> 心肝受灼则狂躁，营热疮惊抽搐昏。

注

躁热过极都因火来犯。实火发病急，因外感而起。火毒则发红肿疮疡，口舌唇溃烂，脉数。心火扰神则神昏谵语，且见口舌糜烂。肝胆火热则头晕目眩，目赤肿痛。脾火则口唇红肿疼痛，口渴烦躁。胃火则口渴，牙龈肿痛。肺火则咳血，咳吐黄稠痰。肾火则头晕耳鸣，五心烦热，消瘦盗汗，腰膝酸软。

大肠热则便秘，肛门灼热。小肠热则尿痛尿急，口舌糜烂。膀胱热则血尿，淋浊，癃闭。虚火则潮热盗汗，五心烦热。肺阴不足之热则干咳，咳嗽少痰。心阴虚之虚热则心悸，怔忡失眠。肝肾阴虚之虚热则头晕目眩，耳鸣遗精，腰膝酸软。脾胃阴伤之虚火旺盛则口渴欲饮，口燥咽干。阴虚火旺要滋阴，气虚内热用甘温，实火要用苦寒剂，阳气衰败要温补肾阳。

火、热、温性质都相近。高热燔热损伤伤阴津，阳热内盛，大热大渴，面红，脉洪数。高热易动风，动血，发斑疹。心肝受灼则狂躁，营血热则患高热、疮疡、惊厥、抽搐、昏迷。火邪总见脉数。实火则见脉洪数、洪大数、弦数、滑数等脉，虚火多见脉细数或细弦数。火多见苔黄舌燥。

注意：

在辨证治疗中，注重辨寒热治病。这样辨证，在八纲中加气血更为适合，即阴阳表里寒热虚实气血。

寒、热是阴阳鱼之鱼眼，辨不清寒、热则太极就运行不畅。中医师要学会辨阴阳寒热，抓住了寒、热就抓住了阴阳这对纲领，损其有余，补其不足。辨证好寒热及其兼夹为患，夹湿瘀郁痰等内外与不内与之因。寒证、热证是对疾病是对疾病本质的判断，不辨寒热则不良反应会马上表现出来。

七、疫疹证候

> 疫疹初热痛如劈，斑疹红赤或黑紫。
> 昏愦肢冷面色青，吐泄不得汗如雨。
> 初起脉细数沉伏，摇头鼓颌为闷疫。

注

疫疹的临床表现为：疫疹初起全身发热，头痛如劈，斑疹透露，或红或赤，或紫或黑。面色青，昏愦如迷，四肢逆冷，欲吐不得吐，欲泄不得泄，头汗如雨，头痛如劈，如疫疹初起时脉细数沉伏。摇头鼓颌者为闷疫。

八、瘟疫证候

> 瘟疫先寒后热状，日后只热无寒象，
> 舌苔白腻如积粉，昼夜发热日晡甚，
> 身痛头痛痛如劈，脉数不浮也不沉。

注

瘟疫有的临床表现为：初起先憎寒而后发热，日后但热而不憎寒。初得之二三日，其脉不浮不沉而数，头痛如劈，身疼，昼夜发热，日晡更甚，苔白如积粉。

九、瘟黄

> 瘟黄初起热恶寒，卒然肤尿眼黄染，
> 直视遗尿肢逆冷，舌蜷囊缩神昏谵。

注

瘟黄的临床表现为：初起发热恶寒，随即卒然发黄，皮肤、小便、两眼白珠被黄染且深重，名急黄；严重者变证蜂起，或四肢逆冷，或神昏谵语，或直视，或遗尿旁流，甚至舌蜷囊缩，循衣摸床。瘟黄见于现代医学中的急性或亚急性重型肝坏死病。

十、七情内伤证候

> 喜伤心神举止乱，语无伦次心气散。
> 怒伤肝气血菀上，面红目赤口咽干。
> 郁闷胁痛头痛昏，怒伤肝阴薄厥犯。
> 思伤心脾气耗瘦，怔忡健忘又失眠。
> 忧伤肺脾气闭塞，情抑郁闷饮食减。
> 悲伤肺脏气耗伤，神气不足面惨淡。
> 恐伤肾气怵惕不安，酸软流尿月经乱。
> 惊伤心神精神萎，悸忡语乱神错乱。

注

七情所伤主要是伤心。①喜伤心则见心气缓散不守，心神不安，举止错乱失常，语无伦次。暴喜可引起精神不集中，甚则失神狂乱。②怒伤则见肝气逆，血菀于上，怒伤肝阴而暴厥（薄厥）。怒则气上，大怒则形气绝，血菀于上，使人薄厥，或呕血，或飧泄。③思伤则见心脾气耗，消瘦，怔忡，健忘，失眠。过思则伤脾而影响气机升降之枢，可致胃脘腹胀而纳呆便溏；过思则伤血而心悸健忘，失眠多梦。④忧伤则见肺脾之气闭塞，情志抑郁，闷闷不乐，饮食减少。⑤悲伤则见肺气耗伤，神气不足，面色惨淡。过悲可引起精神萎靡不振，气短乏力。⑥恐伤则见肾气亏虚，怵惕不安。恐极可致二便失禁，若伤精则骨痠痿厥，遗精。⑦惊伤则见心神被扰，神志错乱，情绪不宁。

十一、饮食所伤证候

> 饮食所伤恶心呕，恶闻食臭嗳酸腐，
> 胃痛痞满苔厚腻，腹痛如绞泻又吐。

注

饮食所伤则恶心呕吐，所吐之物恶臭难闻，嗳呕酸腐，胃痛痞满，苔厚腻，腹痛如绞，吐泻交作。饮食所伤还见脉滑有力。

十二、劳逸所伤证候

> 过劳嗜卧又懒言，倦怠乏力饮食减。
> 过逸肥胖喘促软，心悸气短行动难。

注

过劳所伤则嗜卧懒言，倦怠乏力，饮食减少。过逸则肥胖，动则喘促，身软乏力，心悸气短，行动困难。

十三、房室所伤证候

> 房劳阴虚腰膝软，眩晕耳鸣性功减，
> 阳痿早泄遗滑精，盗汗心烦冷畏寒。

注

房劳过度则肾阴虚而腰膝酸软，眩晕耳鸣，性功能减退，遗精滑精，精神萎靡，潮热盗汗，五心烦热。肾阳虚则阳痿，肢冷畏寒。

十四、金刃、跌打及虫兽所伤证候

金刃跌打出血痛，头晕骨折或红肿，
吐血便血关节脱；抽搐苦笑破伤风。
虫兽咬伤麻（木）痛肿；狂犬（咬）对水声光恐。

注

金刃跌打所伤则出血，疼痛，头晕，骨折或红肿，吐血，便血，关节脱位。破伤风因外伤出血夹感风邪毒气，表现寒热惊惕，牙关紧闭，面如苦笑，筋肉抽搐，角弓反张等，此已患破伤风。狂犬所伤者有恐水、恐光、恐声等症。

第二节 阴阳虚损辨证

一、阳虚证

阳虚㿠白肢冷寒，疲乏少气又懒言，
蜷卧嗜睡喜热饮，尿清便溏舌胖淡，
脉搏沉迟、细无力，尿少浮肿口不干，
纳呆舌胖有齿印，苔白舌淡甲印寒。
脾肾阳虚不孕症，阳痿宫冷怕冷寒，
水肿浮肿五更泄，呼多吸少肾虚喘，
白带清稀遗尿频，遗精滑精腰膝软。
阳虚亡阳阴阳虚，水肿气滞血瘀痰。

注

阳虚病久体弱则见面色㿠白，肢冷畏寒，神疲乏力，少气懒言（兼有气虚表现），蜷卧嗜睡，渴喜热饮，小便清长，便溏，舌淡胖，脉搏沉迟、细无力，尿少浮肿，口不干，舌淡苔白，舌胖有齿印，指甲印寒。阳虚多患脾肾阳虚，不孕症，阳痿，子宫寒冷，怯怕冷寒，水肿，浮肿，五更泄，呼多吸少，肾虚作喘，纳呆，白带清稀，遗尿尿频，遗精滑精，腰膝酸软。阳虚证可发展为亡阳证，阳虚累及阴液变为阴阳两虚证，阳虚证可致气滞、血瘀、水泛、痰饮等病理变化。

二、阴虚证

阴虚精血津液言，消瘦心悸口咽干，
舌红少津舌红绛，头晕目眩五心烦，
颧红失眠脉细数，骨蒸潮热出盗汗。
心阴虚则五心烦，失眠悸忡脉细弦。
肺阴虚热少无痰，音哑咯血口咽干。
胃阴虚则饮食减，嘈杂便秘口渴干。
肝阴虚则耳聋鸣，眼涩昏花头晕眩。
肾阴虚则腰膝软，晕鸣失眠潮盗汗。
阴虚亡阴气阴亏，阴血亏虚阴阳虚，
阴虚阳亢阴精亏，阴虚燥热阴津虚，

动风滞瘀和水停，滋润濡养功减具。

注

阴虚是指精、血、津液亏虚而言。阴虚证的共同表现为消瘦，心悸，口咽干燥，舌红少津，舌质红绛，头晕目眩，五心烦热，颧红升火，失眠，脉细数，骨蒸潮热、出盗汗。

心阴虚则五心烦，失眠，心悸怔忡，脉细弦。肺阴虚热则干咳，咳嗽少痰或无痰，音哑，咯血，口咽干燥。胃阴虚则饮食减少，嘈杂，便秘，口渴咽干。肝阴虚则耳聋耳鸣，眼干涩昏花，头晕目眩。肾阴虚则腰膝软，头晕耳鸣，失眠潮热盗汗。

阴虚可发展为亡阴、气阴亏虚证、阴血亏虚证、阴阳两虚证、阴虚阳亢证、阴精亏虚证、阴津亏虚证、阴虚燥热证，并可致动风、气滞、血瘀和水停等病理变化。总之，阴虚出现一系列的滋润濡养功能减退的表现。

三、虚寒证

虚寒阳虚㿠白冷，懒言苔白舌胖嫩，
呕吐泄痢五更泄，神疲阳痿子宫冷，
倦怠尿多尿清长，心悸怔忡脘腹冷，
脾肾阳虚身浮肿，脉迟细微肢厥冷。

注

"阳虚则寒"为虚寒。阳虚之虚寒可见面色㿠白，肢冷畏寒，懒言倦怠，苔白，舌胖嫩，呕吐泄痢，五更泄，精神疲乏，阳痿，子宫冷，尿多尿清长，心悸怔忡，脘腹冷或冷痛。脾肾阳虚之虚寒则身浮肿，脉迟细微，四肢厥冷。

四、亡阴证和亡阳证

亡阴有关心肝肾，身热烦渴喜冷饮，
口干舌燥面潮红，呼吸气急手足温，
汗出咸黏汗如油，唇舌干焦烦不宁，
皮肤皱瘪目眶陷，脉细数疾无力凭。
亡阳大汗冷汗淋，汗味稀淡肢厥冷，
呼吸微弱面唇白，精神淡漠口不渴，
脉浮数空肌肤冷，脉微欲绝苔白润。

注

顺诀释义即知亡阴证和亡阳证的临床表现。

亡阴证的临床常与心肝肾有关，表现为：口渴喜冷饮，呼吸短促，气息粗，身热肢温，手足温，口干舌燥，面色潮红，汗出且热味咸，汗出黏腻如珠如油，虚烦躁扰不宁，唇焦面赤，舌质红干，皮肤皱瘪，目眶凹陷，脉细数疾而按之无力。

亡阳证的临床常见心肾阳脱证，亡阳证表现为：大汗出，冷汗淋漓，汗出清稀味淡微黏，手足厥冷，肌冷，精神淡漠，面色苍白，唇色淡白，呼吸微弱，口不渴，舌淡苔白而润，脉微欲绝或浮数而空，治用独参汤、参附汤、回阳救逆汤类。

亡阳证具体地说：①手冷凉→手腕冷凉→手背手臂及背部冷凉→为亡阳征兆，用四逆汤；②全身冷凉，在亡阳了，用大剂四逆汤加肉桂（回阳饮）；③四肢逆冷，冷过肘膝，亡阳症候已到，用大剂四逆汤已经十个难救活二个；④体温外散，全身肌肤冷，又出冷汗或冷汗淋漓，亡阳了！难救了！

　　亡阳与气脱的异同：气脱与亡阳都是疾病的危险症候，属于厥脱证范畴。气脱为气虚的病机变化之一，但它是气虚至极，出现了亡气、失气、人体之气濒临竭绝的病理变化，是元气脱散的危重证候。气脱与亡阳只是程度不同。气脱与亡阳都是阳气散失。人体的气与阳，分之为二，合之为一。从气血言，气属阳，血属阴。从阴阳而言，功能为阳，物质为阴。从其能卫外、固摄、温煦、蒸腾、推动的功能而言，气与阳是相同的。因此，人体脏腑功能不足，表现为虚弱，低下而无寒象时为气虚，气虚同时兼有寒象时为阳虚。气虚至极为气脱。气脱之时有冷凉之象，如大汗淋漓、手足不温，或四肢厥冷、呼吸微弱、神志不清甚则目合口开、手撒遗尿、脉微欲绝，为亡阳。这时有气虚有阳虚，阳虚者气必虚，因此有卫外不固，推动无力之征。亡阳者气必大伤，这就叫真元亏极、气随阳脱。因此亡阳与气脱有相同之处，以阴寒内生为亡阳的要点。故：气脱与亡阳只有程度不同，无本质区别。治气脱和亡阳，都要益气固脱回阳，参附汤是基本方。气脱重在固脱，亡阳重在破阴回阳，以破散阴寒的生附子，干姜为必用之品。

第三节　气血辨证

一、气病辨证

辨气虚证、气陷证、气逆证及气滞证

　　　　　　　　气虚眩晕乏力倦，脉虚少气懒言汗，
　　　　　　　　舌淡苔白舌胖嫩，气虚阳虚肢冷寒。
　　　　　　　　气虚先多恶露淡，崩漏阴挺胞衣留，
　　　　　　　　宫垂产后痛汗热，胎漏胎儿动不安。

　　　　　　　　气虚不固遗精尿，自汗舌淡气短软。
　　　　　　　　心肺脾肾胃气虚，脾胃气肺肺肾见，
　　　　　　　　脾肺气虚气血虚，气阴阳气津气患。
　　　　　　　　气陷晕眩少气倦，脉弱脏垂坠胀感，
　　　　　　　　昏花心累久泻痢，舌淡苔白疲乏软。
　　　　　　　　气陷是由气虚来，气虚已重脏垂见。
　　　　　　　　气虚气坠脏器垂，气陷中气脾虚陷。

　　　　　　　　气逆升降失常犯，肺气逆则咳嗽喘。
　　　　　　　　脾胃气逆饮食停，痰饮呕呃恶心感。
　　　　　　　　胃寒胃火肝火逆，总属肺脾胃逆犯。
　　　　　　　　肝气上逆头痛晕，昏厥呕血胀怒烦。
　　　　　　　　气闭气脱出入异，气逆脾胃肺和肝。
　　　　　　　　气闭突发绞痛昏，脉弦气粗闭二便。
　　　　　　　　气脱口开目合朦，汗出不止全身瘫，
　　　　　　　　呼吸微弱不规则，汗出不止闭二便，
　　　　　　　　口唇青紫脉微弱，舌苔白润舌质淡。

气滞胀痛攻走窜，轻重随着情志变，
脉弦苔白痞胀痛，嗳气矢气症状减。
乳胀缺乳不孕病，癥瘕情志异常变。
经行浮肿妊娠肿，月经不定经后先。
肝郁胃肠肝胃滞，湿阻水停气结痰。

注

气虚则眩晕，面色㿠白，头晕目眩，气短懒言，乏力疲倦，小腹坠胀，脉虚，少气懒言，多汗自汗，舌淡苔白，舌胖嫩。妇女气虚则月经先期，月经过多，恶露不绝，量多色淡，崩漏，阴挺，胞衣滞留，产后身痛，产后自汗或产后发热，子宫脱垂，胎漏，胎动不安。

元气耗损，脏腑功能低下或衰退，可形成气虚，此时抗病力下降。气为阳，气虚与阳虚有许多相似外，但阳虚则生寒，有畏寒肢冷等寒象，再加气虚象。故阳虚和气虚的区别是看寒象是否明显，寒象明显为阳虚。气虚不固则遗精遗尿，自汗，舌淡，气息短，软乏疲倦。

元气亏虚具体说有心气虚证、肺气虚证、脾气虚证、肾气虚证、胃气虚证等，也可各脏气虚证相兼出现，如脾胃气虚证、肺胃气虚证、肺肾气虚证、脾肺气虚证、气血两虚证、气阴两虚证、阳气亏虚证、津气亏虚证。

气陷则头晕目眩，少气倦乏，脉弱，内脏下垂，坠胀感，头昏眼花，心累，久泻久痢，舌淡苔白，疲乏酸软。气陷多由气虚发展而得，是气虚的已较严重阶段。气陷见于中气下陷、脾虚气陷，以内脏下垂，症见腹部坠胀、胃下垂、肾下垂、子宫脱垂、脱肛、久泻久痢等（但二便失禁不是气陷的临床表现）的表现为主要特征。

气逆则见面红目赤易怒。气逆为气机升降失常。肺气上逆则咳嗽气喘。脾胃气逆则饮食停滞，痰饮，呕呃恶心。肝气上逆则头痛头晕，昏厥，呕血，胁胀易怒，烦躁。有胃寒气逆证，胃火气逆证，肝火气逆证。气逆总属肺肝脾胃的病变。

气滞则见胀痛，攻走窜痛，轻重随着情志变化，脉弦苔白，痞满胀痛，嗳气矢气后症状减轻。妇女则乳房胀痛，缺乳，不孕，癥瘕，情志异常，经行浮肿，妊娠肿胀，月经先后不定期，月经后期或月经先期。气滞因气机郁滞，痰饮、食积、虫积、砂石等阻塞气机运行，阻塞湿邪、外伤等。气滞证有：肝郁气滞证，胃肠气滞证，肝胃气滞证，气滞湿阻证，气滞水停证，痰瘀互结证，痰气互结证。以胀和痛等气机阻滞的表现为辨证依据，注意随情志变化而变化，且嗳气矢气可减轻症状。

气闭和气脱证气不固证，均属气的出入异常，或闭阻，或外散。气闭可突发内脏绞痛，昏迷，脉弦，气粗，二便闭塞。气脱则见口开目合，神志昏蒙，汗出不止，全身瘫痪，呼吸微弱或不规则，汗出不止，二便闭，口唇青紫，脉微弱，舌苔白润，舌质淡。

二、血病辨证

1. 血虚证、阴虚证

心血肝血都虚证，心肝血虚生风证，
血虚肠燥肤燥证，气血两虚血脱证，
血虚夹瘀阴血亏，脏经组失濡养病。
血虚先后天不壮，情志劳累肾虚伤，
失血过多寄生虫，瘀血不祛新血障。
晕花麻木肤燥痒，唇面苍白淡萎黄，

脉弱少苔舌甲淡，心悸失眠梦健忘，

经迟少闭痛不孕，缺乳胎动胎不长。

阴虚包括血虚证，面红潮热夜盗汗，

舌质红绛或无苔，遗精多梦口唇干。

注

血虚证有心血虚证和肝血虚证，或心肝血虚证，并可有血虚生风证、血虚肠燥证、血虚肤燥证。血虚可以和气虚、阴虚、血瘀等相兼，形成气血两虚证、阴血亏虚证、血虚夹瘀证。血虚进一步发展成血脱症。总之，血液亏虚使脏腑经络组织失去濡养而表现出各种疾病。

血虚的病因为：①先天禀赋不足；②后天脾胃虚弱致生血之源不足；③情志过激或劳累过度耗阴血；④久病致肾虚损伤，肾精亏损致化血之源不足；⑤失血过多；⑥肠寄生虫；⑦瘀血不祛，新血不生。

血虚证表现为：头晕眼花，麻木，皮肤干燥瘙痒，口唇面色苍白，色淡萎黄，舌甲淡即舌质淡、爪甲色淡，少苔，脉弱，心悸，失眠，多梦健忘，月经延迟、量少，痛经，闭经，不孕，缺乳，胎动、胎不长。

阴虚证包括血虚证，在血虚证临床症状的基础上还见面红、潮热、盗汗，舌质红绛或无苔，遗精、多梦、口唇干。

血虚证、阴虚证的鉴别：

血虚消瘦面不华，乏力眩晕眼睛花，

麻木心悸皮肤燥，经少失眠脉虚大。

阴虚消瘦面不华，眩晕乏力梦失眠，

眼花心悸脉细数，面红潮热盗汗烦，

舌质红绛或无苔，遗精多梦口燥干。

注

血虚则消瘦，面色不华，眩晕，乏力，眼睛花，麻木，心悸，皮肤干燥，月经量过少乳汁少，失眠，脉细弱、虚大。阴虚则消瘦，面色不华，眩晕，乏力，眼睛花，多梦失眠，心悸，脉细数，面红潮热，盗汗，五心烦热，舌质红绛，或无苔，遗精，多梦，口燥咽干。

2. 血瘀证

血瘀气滞或血寒，内外出血气虚患。

血瘀刺痛舌紫暗，经血有块瘀点斑，

恶露癥瘕肤甲错，痛处不移脉涩弦，

瘀血内停口干燥，只欲漱水不欲咽，

眼睑色黑唇色枯，自觉胀痛身热烦。

血瘀包块痛不移，瘀暗脉沉涩有力，

妇女血瘀黄体破，或者异位妊娠起，

经行不畅经期长，恶露崩漏存胞衣，

产后热痛经间血，癥瘕痛闭不定期。

心脉痹阻瘀阻脑，胃肠血瘀肝瘀鉴，

瘀阻胞宫胸下焦。瘀滞肌肤脉络见，

瘀滞筋骨痰瘀结，瘀热互结水停患。

注

在历代医书中将瘀证称为瘀血、恶血、蓄血、积血、死血、衃血。血瘀的病因有气滞、血寒、内出血、外伤出血、气虚、诸虫、毒邪、医过和先天因素等所致者。

血瘀证的主要表现为 4 大特点：疼痛，肿块，出血，瘀血。诊断要点为：疼痛如刺，痛处不移，痛处拒按，眼睑下发青发暗，面色黧黑或有成片瘀斑，皮肤紫斑或白斑，鱼际肌紫暗，月经血来有小血块或经来色黑，恶露不止，癥瘕，肌肤甲错，青筋暴露，红缕赤痕，毛发枯黄脱落，关节变形或肿痛，唇青紫，舌紫暗或舌有紫瘀斑，脉涩弦或沉涩。瘀血内停则口干燥，只欲漱水不欲咽，眼睑色黑，唇色枯涩，自觉胀痛，身热烦躁脉涩，或结、代。

血瘀证在妇女则因黄体破裂或者异位妊娠所起，经行不畅，经期延长，恶露，崩漏，胞衣不下，产后发热，产后身痛，经间期出血，癥瘕，痛经，闭经，月经先后不定期。血瘀证常见心脉痹阻证、瘀阻脑络证、胃肠血瘀证、肝经血瘀证、瘀阻胞宫（精室）证、瘀滞胸膈证、下焦瘀血证、瘀滞肌肤证、瘀滞脉络证、瘀滞筋骨证、癥瘀互结证、瘀热互结证，瘀血内阻可致血虚、水停等病理改变。

3. 血热实证

血热实证心热烦，出血热象是要点，
身热便秘口干渴，舌红唇赤苔黄干，
脉有力滑数洪大，尿黄尿赤神昏谵。
血热面红喜冷饮，感热内伤血热患，
咳衄吐血二便血，妇女崩漏月经先，
恶露腹痛经间血，经多带崩胎不安。

注

血热证以心热烦躁、出血和热象为辨证要点。血热实证则心热烦躁，身热便秘，口干渴，舌红唇赤，苔黄干，尿赤，脉搏有力滑数洪大，尿黄尿赤，甚则高热、神昏谵语。血热属实热则面红，喜冷饮，便秘尿黄，口干发热，心胸烦闷，舌红少苔，脉细数，妇女血热则月经先期，月经过多，胎动不安，恶露不绝，妇女腹痛，经间期出血。月经过多，带下，崩漏，胎动不安。

出血：咳血、衄血、吐血、二便血即便血尿血。血热因感受邪热、内伤发热等所致。

4. 血热虚证

血热虚证潮热烦，低热颧红出盗汗，
少苔无苔脉细数，胎动崩漏月经先。

注

血热虚证症见潮热，五心烦热，低热颧红，出汗盗汗，口渴不多饮，苔少或无苔，脉细数，妇女则见胎动、崩漏、月经先期。

5. 血寒实证

血寒实证唇甲暗，局部冷痛得温减，
面色青白脉沉紧，血寒绞痛得热减，
舌暗苔白肢冷寒，妇女痛经血紫暗，

不孕癥瘕产后痛，后期闭经外孕险。

注

血寒证以局部冷痛和一系列寒象为辨证要点。血寒属实寒则唇甲色紫暗，局部冷痛得温减轻，面色青白，脉沉紧，小腹绞痛，得热痛减轻，舌暗，苔白，肢冷形寒。妇女实寒则痛经，经血紫暗或挟小血块，不孕，癥瘕，产后腹痛，月经后期，闭经，鬼胎，宫外孕险病。

6. 血寒虚证

血寒虚证尿清长，面色少华大便溏，
腹冷如扇腰酸痛，头晕短气怕寒凉，
舌淡隐痛喜热按，苔白脉沉迟弱状，
月经后期或痛经，带下不孕经少量。

注

血寒虚证之脉多见沉迟无力，舌质淡，苔薄白。虚寒则见尿清长，面色少华，大便溏稀，腹冷如扇，腰冷酸痛，头晕短气，怕寒凉，舌质淡，隐痛喜热喜按，舌苔薄白而润，脉搏沉迟弱；妇女月经后期，痛经，带下，宫寒不孕，月经量过少。

7. 血脱证

血脱反复大出血，苍白心悸脉微芤，
头晕眼花血脱证，伴随气脱亡阳愁。
气脱血脱亡阴阳，首辨何种脱先走，
气脱苍白脉微弱，气脱亡阴阳汗流。
亡阴口渴身热温，亡阳身凉肢厥忧，
气脱气息微弱甚，血脱大量血流走。

注

血脱因为反复出血或大量出血所致，症见面色苍白，心悸，脉微或芤，头晕眼花。血脱伴随气脱可致亡阴或亡阳。首辨属何种脱证：气脱之亡阴亡阳都有出汗流为特点。亡阴口渴身热温，亡阳身凉肢厥，气脱则气息微弱，面色苍白，脉微弱。血脱则有大量血液流失。

三、气血同病辨证

1. 气滞血瘀证

气滞血瘀胀闷满，刺痛拒按瘀点斑，
痛经闭经脉搏涩，性情急躁痛走窜。

注

气滞血瘀证则见胸腹胀痞满闷，刺痛拒按，瘀点瘀斑，妇女痛经，闭经，脉搏涩，性情急躁，痛处走窜。

2. 气虚血瘀证

气虚血瘀面晦滞，刺痛拒按精神疲，
舌质淡暗脉沉涩，懒言少气身乏力。

注

气虚血瘀证见面色晦滞，刺痛拒按，精神疲乏，懒言少气，身倦乏力，舌质淡，舌紫暗，脉沉涩。

3. 气血两亏证

气血两亏乏力汗，少气心悸又失眠，
面色苍白或萎黄，脉弱苔嫩舌质淡。

注

气血两亏证以气虚和血虚之证皆见为辨证要点。气血两亏则乏力多汗，少气，心悸，失眠，面色苍白或萎黄，脉弱，舌苔嫩，舌质淡。

4. 气不摄血证

气不摄血关脾肝，出血气虚舌质淡，
面色无华脉细弱，倦乏气短见瘀斑。

注

气不摄血证以气虚和出血两证皆见为辨证要点。气不摄血证与肝脾有关，出血因气虚则舌质淡，面色无华，倦乏气短，有瘀斑，脉细弱。

5. 气随血脱证

气随血脱大出血，厥冷大汗人昏厥，
脉浮大散面苍白，舌淡脉微细欲绝。

注

此证以大量出血的同时出现气脱之症为诊断依据。气随血脱之大出血，则见四肢厥冷，大汗淋漓，昏厥，面色苍白，舌淡，脉浮大而散，微细欲绝。

第四节　津液辨证

一、津液不足证

津亏尿少大便结，口唇舌咽干燥裂，
舌红少津脉细数，肌肤干枯无光泽。
津液失多生成少，润养之功减弱得。
肺胃肠燥津亏证，阴液津气津枯血。

注

津液不足证以前两句内容（尿少便干，口唇舌咽干燥）为审证依据。津液不足的病因是津液丧失太多和生成不足，这会使津液的滋润和濡养的功能减弱，津液不足属内燥证。内燥证指脏腑本身的功能失调或汗、吐、泻、失血等引起的津液不足而出现的证候。外燥证是六淫中的燥邪所致。此为内燥证与外燥证的区别。

津液不足证则见尿少，大便干结，口唇舌咽干燥甚或燥裂，肌肤干枯而无光泽，舌红少津，脉细数。津液不足证因津液丢失过多或生成过少，而润养脏腑的功能减弱。临床常见：肺燥津伤证，胃燥津亏证，肠燥津亏证，津液亏虚证，阴液亏虚证，津气亏虚证，津枯血燥证。

二、阳水

阳水眼睑先浮肿，实证病短来势猛，

腰上肿甚脉浮紧，发热恶寒更恶风；

或脉浮数咽喉痛，来势缓者全身肿，

呕恶食少苔白腻，尿少脉沉身困重。

注

　　阳水的临床表现为：眼睑头面最先浮肿，腰以上肿甚，多属实证，起病快，病程短，来势凶猛，发热恶寒，恶风更甚，苔薄白，脉浮紧。或全身水肿，来势较缓，身体沉重困倦，咽喉肿痛，恶心呕吐，饮食减，尿少，苔白腻，脉沉或浮数。

三、阴水

阴水虚证缓程长，腰足先肿痞闷胀，

腰下肿甚面㿠白，食少困倦舌淡胖，

畏寒神疲苔白滑，脉迟无力大便溏。

水停风水搏肺证，水气凌心脾肾伤。

注

　　弄清楚第一句的含义：阴水属虚证，起病缓，病程长；腰足先肿且腰以下肿甚，脘腹痞闷胀满等为辨证要点。另见：面色㿠白，食少困倦，肢冷畏寒，腰软神疲，大便溏薄，舌淡胖苔白滑，脉迟无力等症。西医肝硬化腹水、心脏病水肿、慢性肾炎水肿等可参考此证治疗。据水停证的病机及脏腑的不同，临床分为风水搏肺证、水气凌心证、脾虚水停证、肾虚水泛证。

四、痰证

痰证痰鸣呕吐痰，咳喘胸脘胀痞闷，

纳呆麻木头眩晕，半身不遂癫狂昏，

苔腻脉滑梅核气，乳癖痰核瘰疬瘿。

多因痰瘀遂成窠，气滞血瘀顽痰凝，

痰挟瘀血滞络脉，蕴毒坏体成怪病。

寒热湿燥风瘀痰，都属痰证之兼症。

注

　　痰证的临床表现为：咳痰或（喉中）痰鸣，呕吐痰涎，咳喘，胸脘胀满，痞闷不舒，纳呆恶心，肢体麻木，头晕目眩，半身不遂，癫狂，神昏，梅核气，乳癖，痰核，瘰疬，瘿瘤，苔白腻或黄腻，脉滑。

　　痰生之顽病多因"痰挟血瘀，遂成窠囊"，气滞则血瘀痰凝，痰挟瘀血久病入络，络脉阻滞，蕴毒坏体酿成怪病顽病，形成斑块、肿块、乳癖、痰核、瘰疬、瘿瘤、积聚。《金匮钩玄》："手足木者有湿痰死血""气不能作块，成聚块乃有形之物，痰与食积、死血"。久病多痰，怪病多痰，痰瘀久咳，顽疾必兼痰瘀。总之，"诸般怪证皆属于痰"及"怪病皆由痰作祟"。

　　风痰病机是肝风挟痰发，寒痰病机是阳气虚而气不化津。湿痰特点是痰多白滑、舌苔白滑。寒痰特点是痰多而清稀。寒痰、热痰、湿痰、燥痰、风痰、瘀痰，都属于痰证之兼症。治当祛痰化瘀，祛顽痰用明矾，化久瘀恶血用郁金；桂枝茯苓丸、防风汤、千金韦茎汤等即痰瘀皆治之方。以"吐痰或呕吐痰涎；或神昏时伴喉中痰鸣；或肢体麻木；或见痰核，苔腻脉滑"等表现为各兼证的辨证依据。

五、饮证

1. 痰饮

饮证支溢悬痰饮，痰饮胃肠振水声，
饮停脘腹痛坚满，呕吐清水痰稀清，
苔腻脉滑口不渴，心悸气短头眩晕。

注

饮证有支饮、溢饮、悬饮、痰饮4种证型。痰饮的临床表现为：胸胁肢满，脘腹坚满而痛，胃中积水或肠中积水有振水声，呕吐清水，痰涎清稀，心悸气短，头晕目眩，口不渴，苔白腻，脉弦滑。

2. 悬饮

悬饮咳引胸胁痛，气息短促咳加重，
脉搏沉弦苔白滑，喘促胸胁胀满痛。

注

顺诀释义可知悬饮的临床表现为：水饮停于胸膈称悬饮（胸水即胸腔积液，心包积液等）。悬饮患者咳嗽时牵引胸胁作痛，或胁肋疼痛，胸胁胀满而痛，气息短促，咳则加重，甚则喘促，苔白滑，脉沉弦。

3. 溢饮

溢饮身肿沉重痛，发热恶寒肢浮肿，
苔白脉滑无汗呕，尿少咳吐泡痰重。

注

溢饮的临床表现为：身体沉重疼痛，四肢浮肿或身肿，发热恶寒，无汗，尿少，咳喘，咳吐泡沫痰，干呕，苔白，脉滑。溢饮为急性肾炎者或可见全身水肿。

4. 支饮

支饮犯肺失降宣，支撑胸肺呼吸难，
胸膈胃脘痞胀痛，气逆咳嗽久咳喘，
面目浮肿身浮肿，不能平卧头晕眩，
痰带白沫苔白腻，气息短促脉紧弦。

注

支撑胸肺叫支饮。支饮犯肺则肺的宣降功能失常使肺气不能施布津液，可见咳嗽气逆、胸膈痞满闷胀而痛，喘咳久咳，面目浮肿，身体浮肿，气息短促，不能平卧，痰带白沫，头目眩晕较轻或较重，苔白腻，脉弦紧。支饮见于支气管炎，哮喘。

第七章　病 位 辨 证

第一节　脏 腑 辨 证

一、心与小肠病辨证

1. 心病总诀：（参见 17 页）

> 心病悸忡胸闷痛，面㿠无华昏紫暗，
> 心跳慌累失眠梦，神昏谵语狂躁乱，
> 倦乏困重或水肿，舌体强硬语言謇，
> 脉结细弱律不匀，心阳暴脱昏厥汗。

注

心病则见忡怔，心悸，心烦，失眠多梦（心病必有症状），胸闷胸痛，心跳心慌心累，面㿠白无华，头昏，舌质紫暗，神昏谵语，狂躁烦乱，倦乏困重，或水肿，舌体强硬，语言謇涩，脉细弱或结、代，节律不匀；如心阳暴脱则见昏迷，四肢厥冷，大汗淋漓。

建议用本套四易歌诀学习中医者将各科的相关内容互参。

2. 心血虚和心阴虚总诀

> 心血心阴虚悸忡，健忘失眠又多梦。
> 心血虚则面无华，眩晕脉弱舌质淡。
> 心阴虚又脉细数，烦热盗汗口咽干。
> 心血不足经少闭，心阴脏躁更年患。

注

心血虚和心阴虚都见心悸怔忡，健忘，失眠多梦。心血虚见心悸怔忡，健忘，失眠多梦，还见面无华，眩晕，脉弱，舌质淡。妇女心血不足则月经过少，闭经。心阴虚见心悸怔忡，健忘，失眠多梦，还见脉细数，五心烦热，潮热盗汗，口燥咽干。妇女心阴虚则患脏躁、更年期综合征等。

3. 心气虚和心阳虚总诀

> 心气心阳虚悸忡，胸闷气短活动重，
> 自汗脉弱细结代。心气虚者疲乏重，
> 自汗少气面㿠白。心阳虚则憋闷痛，
> 紫暗自汗畏寒冷。心阳暴脱唇青紫，
> 厥冷息微冷汗淋（漓），脉微欲绝神昏迷。

注

心气虚和心阳虚都见心悸怔忡，胸闷气短，活动后加重，自汗，脉弱细或结、代。心气虚者还见疲乏甚重，自汗，少气，面色㿠白。心阳虚则还见胸憋闷疼痛，舌紫暗，自汗，畏寒肢冷。心阳暴脱则见口唇青紫，四肢厥冷，气息微弱，冷汗淋漓，脉微欲绝，神志昏迷。

（1）心血虚证

> 心血虚则头晕眩，多梦悸忡惊失眠，
> 脉弱结代面无华，萎黄唇舌色质淡。
> 心血不足神失养，心动失常血虚见。

注

心血虚证的临床表现为：①心血不足而神失所养，心律失常的症状；②血虚的见症，即头晕目眩，多梦，心悸怔忡，惊恐失眠，面色淡白无华或萎黄，唇舌色淡，脉细弱。宜补益心血兼安神，用天王补心丹或四物汤治之。

（2）心阴虚证

> 心阴虚则五心烦，失眠悸忡脉细弦，
> 舌红少津夜梦多，颧红潮热或盗汗。
> 心阴亏则神不宁，心动失常虚热见。

注

心阴虚则五心烦，失眠，心悸怔忡，脉细弦，舌红少津，多梦，颧红潮热或盗汗。心阴亏虚以心神不宁，心律失常，虚热等为辨证要点。滋补心阴用朱砂安神丸或天王补心丹。

（3）心气虚证

> 心气虚汗悸怔忡，胸闷气短活动重，
> 舌淡苔白面㿠白，细弱结代疲乏重。

注

以气虚的临床表现为：气虚自汗，心悸怔忡，疲乏，胸闷气短，诸症均在活动后加重，唇舌质淡，面㿠白，苔薄白，脉虚。心气虚则鼓动力减弱应补益心气用生脉散、养心汤类治之。

（4）心阳虚证

> 心阳虚则悸忡（自）汗，气短少气舌紫暗，
> 心胸憋闷面㿠白，脉弱结代肢冷寒。

注

心阳虚则心悸怔忡，自汗，气短少气，舌紫暗，心胸憋闷，面色㿠白，脉弱或结、代，肢冷畏寒。心阳虚证当温补心阳用四逆汤或养心丸，心阳暴脱用参附汤或回阳救逆汤类。

（5）心阳暴脱证

> 心阳暴脱冷汗（淋）漓，悸忡胸闷神昏迷，
> 厥冷息微脸苍白，脉微欲绝唇青紫。

注

心阳暴脱则见冷汗淋漓，心悸怔忡，胸闷，神志昏迷，四肢厥冷，气息微弱，脸色苍白，脉微欲绝，口唇青紫。心阳暴脱用参附汤、四味回阳饮、瓜蒌薤白半夏汤或回阳救逆汤类。见于西医学中的休克、心力衰竭、周围循环衰竭、濒死者（危候）。

（6）心火亢盛证

> 心火亢盛则失眠，面赤口渴胸热烦，
> 疮疡血证谵语狂，脉数苔黄大便干。

注

心火亢盛则失眠，面赤口渴，心胸热烦，疮疡，血证，谵语狂躁，脉数，苔黄，大便干

燥。疮疡包括肌肤疮疡及口舌生疮或口舌赤烂肿痛。血证即出血证，如吐血、衄血、尿血等血证。治用泻心汤类。

（7）心脉痹阻证（心血瘀阻证）

> 心脉痹阻憋闷痛，绞痛悸忡或惊恐，
> 肢冷脉伏结代涩，瘀青斑点针刺痛，
> 体胖多痰苔白腻，胸胁胀闷身困重。
> 阴寒凝滞心阳虚，痰浊气郁瘀血祟。
> 心脉痹阻心阳虚，悸忡闷冷左臂痛，
> 瘀阻心脉痛紫暗，痰阻胖困憋闷痛，
> 寒凝剧痛得温减，气滞心脉胀满痛。

注

心脉痹阻症见胸憋闷疼痛，或绞痛，心悸怔忡或惊恐，肢冷畏寒，脉伏或结、代、涩，瘀青斑点，针刺样痛，体胖多痰，苔白腻，胸胁胀闷，身体困重。此为阴寒凝滞，心阳亏虚，病因为痰浊、气郁、瘀血所致。心脉痹阻属心阳虚证，则见心悸，怔忡，胸憋闷，怕冷，放射左臂内侧痛。瘀阻心脉则见刺痛，舌紫暗，脉涩。痰阻心脉则见肥胖，胸憋闷疼痛。寒凝心脉则见剧痛，得温减轻。气滞心脉则见胀满痞闷疼痛。

心血瘀阻证重点表现为憋闷绞痛。从最后两句口诀可知，心脉痹阻证有：①心阳虚；②阴寒凝滞；③痰浊内阻；④气机郁滞；⑤瘀血内阻诸症。治疗宜用血府逐瘀汤化裁，或参附回阳汤。西医的心肌梗死、冠心病、心绞痛可参考此证治疗。

（8）痰蒙心神证

> 痰蒙心神情抑郁，神志痴呆自言语，
> 举止错乱情淡漠；突然昏仆目上视，
> 不省人事吐涎沫，抽搐喉中有痰鸣，
> 晦暗脉滑猪羊叫，苔腻痰多胸痞闷。
> 痰浊内阻是为因，痰迷（心窍）肝风挟痰证。

注

痰蒙心神证则见情志抑郁，神志痴呆，自言自语，举止错乱，表情淡漠；突然昏仆倒地，两目上视，不省人事，口吐涎沫，四肢抽搐，喉中痰鸣，面色晦暗，脉滑，发出猪羊叫声，苔腻，痰多，胸痞闷。痰浊内阻是为其主要病因，常见痰迷心窍证和肝风挟痰证。晦暗即面色晦暗。从最后两句口诀可知，痰迷心窍证有：①痰浊内阻证；②痰迷心窍证；③肝风挟痰证等证的临床表现。用导痰汤类化裁治之。

（9）痰火扰神证

> 痰火扰神头晕眩，痰多胸闷失眠烦。
> 发热气粗脉滑数，苔尿痰黄大便干。
> 喉中痰鸣面红赤，舌红目赤躁狂谵。
> 打人毁物妄动狂，哭笑无常言语乱。
> 具有痰火扰神证，痰火、火热内盛见。

注

痰火扰神则见头晕目眩，痰多胸闷，失眠多梦，烦躁不宁，（或）发热，气粗，脉滑数，苔、尿、痰黄，大便干。（或）喉中痰鸣，面色红赤，舌红目赤，狂躁谵语。（或）打人毁物，妄动狂躁，哭笑无常，胡言乱语。痰火扰神证具有痰火扰神证，痰火、火热内盛见。

从最后两句口诀可知，痰火扰神证有：①痰火扰心所致的神志异常之证；②有痰火内盛；③火热内盛等证的临床表现。治用礞石滚痰丸化裁。

（10）瘀阻脑络证

> 瘀阻脑络瘀痛晕，忘眠心悸痛处定，
> 晦暗紫暗斑紫点，脉涩神昏不识人。

注

瘀阻脑络证以血瘀、头痛头晕共见为主要表现。症见失眠健忘，心悸，头痛不止，头晕不已，痛处固定，刺痛不移，面色晦暗，舌质紫暗或有紫斑、紫点，脉涩，甚者可神昏不识人。

（11）小肠病证（小肠实热证和小肠虚寒证）

> 小肠实热烦口疮，舌尖红赤舌苔黄，
> 尿痛尿血脉搏数，小便赤涩灼痛样。
> 小肠虚寒便溏泄，重泻如水吴萸汤。

注

从口诀中可知，小肠实热证可皆见小肠热炽所致的小便异常症和心火亢盛之诸症（舌尖红，舌苔黄，心烦，口舌生疮，脉数，尿痛尿血，小便赤涩、灼痛等证），治用导赤散、凉膈散等。小肠虚寒证则泌别清浊的功能失常而清浊不分，无用的水液不走膀胱而走大肠则小便量少而大便溏泄，重者如泄水样。另，小肠虚寒证参见"脾阳虚"治用吴茱萸汤，小肠气痛证症见"寒滞肝脉证"，用暖肝煎。

心病的辨证总纲口诀：

> 心君血脉藏神明，面舌小肠表里行。
> 阴阳气血是基础，心气阳温推血运。
> 心阴心血濡养神，血运障碍情思病。
> 心包络在心外面，心包络损臣使病。
> 心病涉及脾肺肾，不主血脉不藏神。
> 虚证气血阴阳虚，实有热火痰瘀饮。
> 心肾不交心脾虚，小肠虚寒实热证。

注

心的阴阳气血是心进行生理活动的基础，心气心阳主要温煦和推动血液运行（主血脉）。心阴心血则濡养心神（主神志）。因此，心的病变主要表现为血脉运行阻碍和情志思维异常2个方面。

心与小肠的关系体现在：①心主血脉；②心主藏神；③心开窍于舌；④心包络受损引起"臣使之官"即心包络的病变。心病的病位在心，但与脾、肺、肾有联系。心的病理表现为2个方面：一是心不藏神，以神志、精神疾病变化为主；二是不能主血脉，而发生气血循行障碍方面的疾病为主。心系病证的危重病证是邪犯心包及厥脱。

心系病证的辨证应首辨虚实，次辨主证。

心系病证有：心悸、胸痹、真心痛、多寐、失眠、健忘、痴呆、癫狂、痫病。心的虚证有6个：气虚、血虚、阴虚、阳虚、心阳暴脱以及阴阳两虚。心的实证有5个：热（痰火扰心）、火（心火亢盛）、痰（痰迷心窍）、瘀（心脉痹阻或心血瘀阻）、饮（水饮凌心）的不同及其相兼的病。主症当辨真心痛；辨心悸、怔忡；辨昏迷、虚脱；辨水肿、胸痹；辨多寐、失眠、健忘、多梦遗精、痴呆、癫痫。虚实夹杂当仔细辨审。

关于心的名言名句：

①"心为五脏六腑之大主""心者……其华在面，其充在血脉""心主血，养血莫先于养心"。

②"任物者为之心""惊而夺精，汗出于心"。

心血管疾病的症状、体征

心血管病呼吸难，心悸胸痛肿发绀，
咳哑恶呕上腹胀，头痛晕厥头昏眩。
心脏望诊颈静怒，水肿贫血和发绀。
风湿红斑皮结节，杵状指是先心鉴。
肺动高压或二狭，两颧紫红暗红见。
感染性心内膜炎，奥氏结节和瘀点。
心脏触诊心尖搏，颈静充盈毛管搏，
下肢水肿肝脾大，肝颈静脉反流作。
心脏叩诊浊音界。听诊心包摩擦音，
心律失常肺湿啰，心脏杂音额外音，
心音异常枪击音，周围动脉有杂音。

血管狭窄粥样硬，心衰冠心心肌梗，
心律失常肺水肿，高压低压痛憋闷，
血栓栓塞脑溢血，疲劳气短慌悸忹，
挤压贴物缩窄感，烦躁灼热窒息症，
咳嗽呼难夜晚坐，发绀胸腹水肿症，
神志迟钝尿量减，苍白湿冷大汗淋，
颈静怒张肝肿大，大小干啰湿啰音，
上腹顽胀恶呕呃，休克乏力晕厥昏。

注

1. 心血疾病的常见症状有：呼吸困难，胸痛，水肿，发绀，咳嗽，音哑，恶心呕吐，上腹胀痛，晕厥，头痛，头昏，眩晕等。

（1）望诊：是否有劲静脉怒张，水肿，贫血或发绀。如有环形红斑、皮下结节等有助于诊断风湿热。两颧呈紫红色或暗红色有助于诊断二尖瓣狭窄和肺动脉高压。杵状指（趾）可能是从右至左分流的先天性心脏病。皮肤黏膜的瘀点、奥斯勒结节（Osler结节）、Janeway点可能是感染性心内膜炎。

（2）触诊：触诊是查有无心尖搏动异常，毛细血管搏动，静脉充盈或异常搏动，脉搏的异常变化，肝颈静脉反流征，肝脾大，下肢水肿等。

（3）叩诊：查是否有心界增大等。

（4）听诊：查有无心音的异常变化，心包摩擦音，心律失常，肺部湿啰音，心脏杂音，额外心音，心音异常如枪击音，周围动脉的杂音等。

2. 顺诀释义：心血管病可见血管狭窄、血管粥样硬化、心衰、冠心病、心肌梗死、心律失常、肺水肿、高血压、低血压、胸痛憋气胸闷、血栓、栓塞、脑溢血等，都属于心脏病症状。

心血管病症状可有：疲劳、气短、心慌、心悸、怔忡，挤压感，贴物感，缩窄感，烦躁，灼热感，窒息感、咳嗽，呼吸困难（夜间阵发性呼吸困难可端坐缓解），发绀（皮肤黏膜、口舌唇耳部周围和指端发紫绀），水肿症（肺水肿，胸腹水，下肢肿），神志迟钝，尿量减少，面色苍白，皮肤湿冷，大汗淋漓，颈静脉怒张，肝肿大，肺部大小干湿啰音，上腹顽胀，恶心呕吐，呃逆，休克，乏力，晕厥，头昏头晕。

二、肺与大肠病辨证

1. 肺气虚证和肺气壅塞证

> 肺气虚衰咳无力，少气短息痰清稀，
> 声低神疲活动甚，面色淡白软无力，
> 卫表自汗畏风感，舌淡苍白脉无力。
> 宣降失职咳清痰，动则咳喘耗力气。
> 此证三点机能衰，卫表失固宣降失。
> 肺气壅塞呼吸促，张口抬肩闷咳喘。
> 肺气失宣则子淋，产后小便不通患。

注

肺病多有咳嗽喘满。依其阴虚肺燥，肃降失职，肺气失宣等变化各有兼症不同。肺气虚证以肺气虚，症见：①机能衰退（咳喘无力，身软无力，神疲乏力，少气短息，语声低怯，面色淡白，舌淡苍白，脉虚无力）；②卫表失固（自汗，畏风，易感冒）；③宣降功能失职（咳喘无力，动则耗气，则咳喘易甚，肺气逆则吐痰清稀）。此三点为辨证依据。治用生脉散、补肺汤类化裁。

肺气壅塞则呼吸急促，张口抬肩，胸闷咳喘等，用三子养亲汤。妇女肺气失宣则子淋，产后小便不通等。

2. 肺阴虚证

> 肺阴虚热咳无痰，音哑咯血口咽干，
> 痰少而黏难咯出，潮热盗汗五心烦，
> 颧红消瘦痰带血，舌红少津细数弦，
> 经行吐衄妊娠咳，阴虚内热灼肺见。

注

肺阴虚证则见虚热，干咳无痰，痰少而黏难咯出，咳痰带血，音哑，咯血，口燥咽干，潮热盗汗，五心烦热，颧红，消瘦，舌红少津，脉细数弦，经行吐衄，妊娠咳嗽、痰少而黏。

肺阴虚证见内热证和虚热灼肺。肺阴虚证辨证要点为：①肺阴不足，虚热灼肺而肺失清肃诸证；②阴虚内热诸症。治用百合固金汤、桑杏汤、救肺汤、沙参麦冬汤等。

3. 风寒犯肺证

> 风寒犯肺脉浮紧，病位在肺发热轻，
> 恶寒咳嗽流清涕，无汗头痛咳痰清。

辨证注意两大点：风寒束肺犯表证。
外感风寒位表卫，明显恶寒发热证。

注

风寒犯肺证则见脉浮紧，病位在肺，发热轻，恶寒重，咳嗽，鼻流清涕，无汗，头痛，咳痰清稀。辨证注意两大点：风寒犯肺证和风寒犯表证。外感风寒的病位在表卫，有明显恶寒发热证。风寒犯肺证的病位在肺，微恶风寒，发热也较轻，但必见咳嗽。此证以兼见风寒束肺证和风寒犯表证为辨证要点。而外感风寒则恶寒发热明显，可有也可没有咳嗽，病位主要在表卫部位。治用麻黄汤、小青龙汤等。

4. 风热犯肺证

风热犯肺黄稠痰，咳嗽身热微恶（风）寒，
鼻塞流涕舌尖红，（脉）浮数苔黄喉痛显。

注

风热犯肺证症见：①风热袭肺致肺失清肃的主症，咳嗽，痰浊色黄黏稠量少；②风热表证：鼻塞，流浊涕，发热较重，微恶风寒，口微渴，咽喉痛，舌尖红，苔薄黄，脉浮数，以此两点为辨证要点。治用银翘散、葱豉桔梗汤等。

5. 燥邪犯肺证

燥邪犯肺大便干，胸痛干咳咳无痰，
痰少而黏难咯出，咯血口唇鼻咽干，
脉浮细数身痛楚，舌干苔薄黄白兼，
燥伤肺金金乘木，胁痛一双红赤眼，
肺胃失和失清肃，头痛发热恶风寒。
燥邪犯肺失清肃，干燥肺卫失和见。

注

燥邪犯肺（燥热伤肺）证临症见：①燥邪犯肺致失清肃主症（干咳无痰，或痰少而黏，难于咯出，胸痛，咯血）；②干燥失润的见症（口唇、舌、咽、鼻干燥欠润，大便干结）；③肺卫失和的见症（微恶风寒，轻度发热，头身痛楚，舌苔薄黄；若风寒稍重者则舌苔薄白，脉浮细数）。此3点为辨证要点。治当清肺润燥用清燥救肺汤、麦门冬汤等。

6. 肺热炽盛证

肺热炽盛躁不安，气喘息粗鼻翼扇，
口渴壮热痰黄稠，痛闷尿短大便干，
舌红苔黄脉滑数，咳吐脓血腥臭痰。
热邪壅肺失清肃，里热实证肺痈患。

注

肺热炽盛证则见烦躁不安，气喘息粗，鼻翼扇动，口渴，壮热，咳痰黄稠，胸痛胸闷，尿短赤，大便干，舌红苔，黄脉滑数，咳吐脓血腥臭痰。病机为热邪壅肺，肺失清肃，属里热实证之肺痈疾患。

肺热炽盛证（肺热炽盛证）可见：①热邪壅肺致肺失清肃（咳嗽气喘息粗气息灼热，痰稠色黄，鼻翼扇动）；②具有里热实证（口渴壮热，烦躁不安，大便干结，小便短赤，可有咯血衄血症，舌红苔黄脉滑数）；③肺痈证（胸痛胸闷咳吐脓血腥臭痰）。此3个特点为辨证依据。治用葶苈汤、泻肺汤、麻杏石甘汤等。

7. 痰热壅肺证

> 痰热壅肺胸满闷，气喘息粗咳痰鸣，
> 痰多黄黏脓血腥，发热口渴胸中疼，
> 大便秘结尿短赤，舌淡苔白脉滑审。
> 本证气粗咳嗽喘，痰热肺失宣降证。

注

痰热壅肺证见胸满闷，胸痛，气喘息粗，咳嗽痰鸣，痰多黄黏或夹脓血腥臭，发热口渴，大便秘结，尿短赤，舌淡苔白，脉滑。痰热壅肺证以气粗咳嗽咳喘，痰热致肺失宣降为主证。痰热壅肺证（常见于肺脓肿，支气管炎急性期）以具有湿痰征象（痰多色白，性黏易咯出，舌淡苔白腻，脉滑）和痰浊阻肺致肺失宣降诸症（咳嗽，胸闷，气息喘急，喉中痰鸣）为辨证依据。治用控涎丹、葶苈大枣泻肺汤等。

8. 寒痰阻肺证

> 寒痰阻肺咳痰喘，痰白喉鸣肢冷寒，
> 舌淡苔白苔滑腻，胸闷脉滑或濡缓。

注

寒痰阻肺证的辨证要点咳喘与寒痰症状并见。寒痰阻肺证症见咳痰气喘，痰白清稀，喉中哮鸣，肢冷形寒，舌淡苔白，舌苔滑腻，胸闷，脉滑或濡缓。

9. 饮停胸胁证

> 饮停胸胁脉滑弦，不能平卧胀闷满，
> 喘咳痰稀难转侧，晕鸣眩（白）滑舌质淡。
> 水饮停肺失宣降，还有水饮征象见。

注

饮停胸胁证则脉滑弦，不能平卧，胸胁胀闷、胸廓饱满，喘咳痰稀如水，不能平卧难于转侧，头晕耳鸣，目眩，舌苔白滑，舌质淡。饮停胸胁证以失宣降，还有水饮征象并见。饮停胸胁证以胸廓饱满、胸胁胀闷与饮证症状为辨证要点。

饮停胸胁证辨证要点为：①水饮停胸胁致肺失宣降表现为胸胁胀满闷痛，不能平卧的气喘咳嗽痰稀如水，胸闷胸胀，喉中痰鸣，甚则不能平卧难于转侧；②具有饮病征象，如痰液稀薄如水、量多、舌质淡、苔白滑、脉弦等临床表现。用小青龙汤，越婢加术汤等治之。

10. 风水搏肺证

> 风水搏肺头面肿，继而上半全身肿，
> 来势迅速皮薄亮，尿少热轻恶寒重，
> 无汗苔白脉浮紧，热重寒轻咽喉痛。

注

风水搏肺证则见头面肿，继而上半身、全身肿，来势迅速，皮薄水亮，尿少，发热轻、恶寒重，无汗，苔白，脉浮紧，或发热重、恶寒轻，咽喉痛，苔薄黄、脉浮数。风水搏肺证的辨证要点为骤起而脸浮肿与表证症状共见。

参考：寒邪客肺证

寒邪客肺有气喘，剧咳痰稀肢冷寒，

病程较长不发热，舌淡苔白脉迟缓。

注

寒邪客肺又名寒邪停肺。寒邪客肺证有气喘，剧烈咳嗽，咳痰清稀，肢冷畏寒，病程较长，不发热，舌淡苔白，脉迟缓。

从口诀中可知：寒邪客肺证具有：①寒邪客肺致肺气失宣（气喘、剧咳、痰白清稀）；②寒邪致病的特点（肢冷形寒、舌淡苔白、不发热、脉迟缓）。治用小青龙汤等。

11. 大肠湿热证

大肠湿热下腹痛，下痢脓血里急重，

暴泄黄臭肛门热，尿赤身热口渴重，

恶寒发热苔黄腻，脉濡滑数舌质红。

湿热阻肠传导失，表卫失和湿热祟。

注

大肠湿热证临床表现为：①湿热阻滞大肠致传导失职的主症（腹痛，下痢脓血便，里急后重，暴泄，泄下之便色如黄糜而臭，且泻下不爽）；②表卫失和的主症（恶寒发热）；③湿热征象（肛门灼热，口渴，尿黄赤而短，舌红苔黄腻，脉濡数或滑数）为辨证依据。治用白头翁汤、葛根芩连汤等。

12. 肠热腑实证

肠热腑实满硬疼，大便秘结里热盛，

热结旁流气味臭，壮热潮热口渴昏，

狂乱尿黄舌质红，苔黄起刺脉数沉。

注

肠热腑实证的辨证要点为腹满硬痛，便秘与里热炽盛症状共见。肠热腑实证则见腹满硬痛拒按，大便秘结，里热内盛，或热结旁流，气味臭，壮热，日晡潮热，口渴头昏，狂乱，尿黄，舌质红，舌苔黄起刺，舌苔厚而燥或焦黑，脉沉迟有力或脉数沉。

13. 肠燥津亏证

大肠液亏口咽干，便结干燥大便难，

舌红少津脉细涩，口臭头晕苔黄干。

大肠失润传导失，津伤化燥症状见。

注

大肠液燥津亏证以大肠液亏与大便燥结难下的症状同见为辨证要点。大肠失润致传导失职的主症和津伤化燥的主症为辨证依据。大肠液亏证则见口燥咽干，大便干燥、大便难下，舌红少津，脉细涩，口臭，头晕，苔黄干。大肠失润以传导失常，津伤化燥症状共见。治用麻仁丸、增液承气汤等。

14. 肠虚滑泄证

肠虚滑泄舌质淡，脱肛隐痛喜温按，

大便失禁久泻痢，苔白脉搏沉弱辨。

脾肾阳虚肠失摄，还有阳虚生内寒。

注

肠虚滑泄证以大便失禁与阳虚症状共见为辨证要点。脾肾阳虚致肠虚失摄而传导失职和阳虚生内寒为辨证依据。肠虚滑泄证则舌质淡，脱肛，腹部隐痛、喜温喜按，大便失禁，久泻久痢，苔白，脉搏沉弱。脾肾阳虚则肠失固摄，还有阳虚生内寒并见。治用真人养脏汤类。

15. 虫积肠道证

> 虫积肠道嘈杂痛，吞食异物排呕虫，
> 黄瘦龂齿有虫斑，腹痛条索物蠕动，
> 口唇颗粒粟粒样，白睛蓝斑因有虫。

注

虫积肠道证以腹痛、面黄体瘦、大便排虫与气滞症状共见为辨证要点。虫积肠道则嘈杂疼痛，吞食异物，排出或呕出成虫，查便有虫卵，萎黄消瘦，舌有虫斑，腹痛时可有条索物在蠕动，口唇有颗粒粟粒样，白睛蓝斑示有虫证。

三、脾与胃病辨证

1. 脾气虚证

> 脾气虚则面萎黄，心悸肠鸣大便溏，
> 少气懒言困倦乏，消瘦浮肿人虚胖，
> 舌淡苔白脉缓弱，食少早饱痞满胀，
> 带下子肿闭经崩，阴挺先后淡多量。
> 脾虚血少萎黄晕，后少胎动躁闭崩。
> 脾气虚则运化失，气虚脾气两虚证。

注

脾病以纳少腹胀、便溏泄泻，四肢软乏无力，气短少气懒言，升举无力为必有症状。脾气虚弱则则面色萎黄，心悸，肠鸣，大便溏泻，少气懒言，困倦乏力，消瘦，浮肿或肥胖、虚胖，食少，早饱，脘腹痞满胀，饭后腹胀，舌淡苔白，脉缓弱。妇女脾气虚弱则患带下，子肿，闭经，崩漏，阴挺，月经先期，月经先期，月经后期，月经血淡，月经量过多。脾虚血少则面色萎黄，头晕，妇女月经后期，月经过少，胎动不安，脏躁，闭经，崩漏。

脾气虚弱则运化失职，以气虚、脾弱为特点的虚证明显。脾气虚证以纳少、腹胀、便溏泄泻和气虚症状共存为辨证要点。①脾气不足之运化失职的症状（脘腹胀，饭后更胀，纳呆食少，大便溏薄）；②气虚症状（因精微不布而脏腑组织失去濡养，则肢体疲倦乏力怠惰，消瘦，面色萎黄，气短少气懒言，舌淡苔白，脉缓弱或细数）；③脾气虚而水湿不运的症状（浮肿肥胖）为辨证依据。治用补中益气汤化裁。由此可知，脾胃虚弱者总的表现为饮食减少，面色萎黄。

2. 脾虚气陷证

> 脾虚下陷重坠胀，眩晕食少久泻溏，
> 气短倦乏内脏垂，崩漏脉弱舌淡胖。
> 具有气虚、脾气虚，必见无力举内脏。

注

脾虚气陷证又名中气下陷证多由用脾胃气虚发展而来，故临床以见：①气虚致机能活动衰退症状（气短倦乏，肢体倦怠，声低懒言）；②脾气虚致运化失职的症状（食少，便溏，舌淡胖苔白，脉缓弱）；③脾气虚极而无力升举内脏的症状（脘腹重坠作胀，便意频频，脱肛，肾下垂，胃下垂，子宫下垂，头晕目眩，小便为浑浊如米泔）为辨证依据。治用补中益气汤或四君子汤化裁。

3. 脾阳虚证

> 脾阳虚则舌胖淡，畏寒肢冷喜温按，
> 浮肿困重腹胀痛，肢倦便溏口味淡，
> 苔白脉沉迟无力，子肿不孕子宫寒，
> 经行泄泻经后期，带下闭经子嗽喘。

注

脾阳虚证则舌胖淡嫩，畏寒肢冷，喜温喜按，身浮肿，困重倦乏，腹胀腹痛，四肢倦怠，便溏泄泻，口味淡，苔白，脉沉迟无力。妇女脾阳虚证则子肿，宫寒不孕，经行泄泻，月经后期，带下，闭经，妊娠喘嗽等。脾阳虚则健运失职和水湿不化而见阴寒内盛证。治用理中丸化裁。

4. 脾不统血证（还兼具有脾气虚和脾阳虚的证候）

> 脾不统血大便溏，懒言神疲腹坠胀，
> 便尿齿鼻肌衄血，少气崩漏食减量，
> 月经过多或先期，苍白脉弱舌淡胖。
> 具有脾气脾阳虚，脾气虚弱统摄丧。

注

本脾不统血证以脾气虚弱临床表现有：①运化失职的症状（食少便溏，神疲乏力，少气懒言，面色无华，舌淡胖苔白，脉细弱）；②统摄无权的各种出血症状（便血，尿血，肌衄，齿衄，鼻衄，月经过多，月经先期，崩漏）为辨证依据。治用归脾汤化裁。血小板减少性紫癜、功能性子宫出血、习惯性牙龈出血，可参此治疗。

5. 湿热蕴脾证

> 湿热蕴脾痞闷胀，困重面目肌肤黄，
> 食少呕恶脉濡数，舌红尿黄苔腻黄，
> 身热汗出热不解，黄疸肤痒大便溏。
> 湿热蕴脾失健运，还有湿热中阻象。

注

湿热蕴脾证临床表现有：①湿热蕴脾致脾运失职的症状（脘腹胀痞闷，纳呆呕恶，便溏）；②湿热中阻的征象（肢体困重，皮肤发痒，面目肌肤全身发黄，黄如橘色，便溏而不爽，身热起伏但汗出而不解热，舌红苔黄腻，脉濡数），以此二者为辨证依据。治用五苓散、茵陈蒿汤化裁。

6. 寒湿困脾证（及其与脾阳虚证的区别）

> 寒湿困脾恶呕胀，寒湿内盛食少便溏，

头身困重身浮肿，尿少面目肌肤黄，
面晦带下苔白腻，脉细濡缓舌淡胖。
寒湿困脾运化失，再有寒湿中阻象。
脾阳虚则生寒湿，内寒虚寒缓慢长，
苔多白滑脉沉迟，温中除寒壮脾阳。

注

寒湿困脾证临症见：①寒湿困脾致脾运失职的症状（脘腹胀满或痛，食少，便溏，恶心呕吐）；②寒湿中阻的征象（头身困重，头重如裹，面色黄晦或面目肌肤发黄且色暗如烟熏，因寒湿内盛之身体浮肿，小便短少，口淡不渴，舌淡胖，苔白厚腻，脉细濡缓），二者为辨证依据。治用胃苓汤化裁。

另，寒湿困脾证和脾阳虚证的鉴别要点为：寒湿困脾证为寒湿内盛，中阳受阻，属实证，起病较快，病程较短，苔多白腻，脉濡缓，治当散寒除湿。脾阳虚证为脾阳虚衰，寒湿内生，起病缓慢，病程较长，苔多白滑，脉沉迟，治当温中除寒。

7. 胃气虚证

胃气虚则胃失降，萎黄纳呆胀痞满，
隐痛喜按少气懒，脉弱苔白舌质淡。

注

胃气虚则胃失降，面色萎黄，胃胀痞满，隐痛喜按，懒言倦乏，纳呆，呃逆恶心，疲乏少气，苔白，舌质淡，脉弱。胃气虚证以胃脘痞满胀，隐痛喜按，纳呆与气虚症状共见为辨证要点。

8. 胃阳虚证

胃阳虚证喜温按，胃脘冷痛痛势缓，
时发时止口不渴，呕恶清水肢冷寒，
神疲体倦消化差，脉虚无力舌嫩淡。
胃阳亏虚失和降，还有虚寒证表现。

注

胃阳虚证临症见：①胃阳亏虚而胃寒内生，致胃失和降的症状（胃脘冷痛、隐痛绵绵，痛势较缓，喜温喜按，呕吐清水，消化力差）；②阳虚证的表现（畏寒肢冷，神疲体倦，口淡不渴，舌质淡嫩，脉虚无力或脉沉细无力），以此二者为辨证依据。治用大建中汤、黄芪建中汤、理中汤或香砂六君子汤化裁。

9. 胃阴虚证

胃阴虚则饥不食，嘈杂便秘口咽干，
脘痞不舒胃灼热，胃脘隐痛呕呃烦，
舌红少津脉细数，光苔尿短疲乏软。
胃阴不足失和降，还有阴液不足见。

注

胃阴虚证有：①胃阴不足致胃失和降的症状（脘痞不舒，饥不欲食、干呕呃逆）；②阴液不足的症状（口燥咽干，舌红少苔少津，或舌光无苔的镜面舌，便秘，尿短少，脉细数），以此二者为辨证依据。治用沙参麦冬汤化裁。

注意：胃阴虚最易表现的症候有胃中灼热，饥不欲食只见于胃阴虚，五更泄只见于脾肾阳虚证。

10. 寒滞胃脘证

> 寒滞胃脘冷痛烈，暴痛寒重得温减，
> 恶寒肢冷面青白，呕吐之后疼痛减，
> 食少恶心吐清水，苔白滑润脉沉紧弦。
> 寒滞胃脘失和降，冷痛恶呕与实寒。
> 虚寒久病病程长，实寒新病病程短。

注

寒滞胃脘证症见：①胃脘寒滞胃脘致胃失和降的症状（胃脘冷痛，痛势暴急而剧痛，遇寒则疼痛加重，恶心呕吐，且呕吐后疼痛减缓）；②寒伤胃阳致水饮内停的症状（口吐清水，脘腹水声辘辘，舌淡苔白滑，脉沉弦或沉紧等）。总之，以胃脘冷痛，恶心呕吐与实寒证同见为辨证要点。治用良附丸，香苏散化裁。

胃虚寒证和寒滞胃脘证的区别要点（从以上口诀可知）：

（1）相同点：均有胃脘痛，得寒加剧而得温则减轻，呕吐恶心，口淡不渴。

（2）不同点：①病程：胃虚寒证的病程较长，多属久病。寒滞胃脘证的病程较短，多属新病。②疼痛：胃虚寒证的痛势较缓，隐隐作痛而喜按；寒滞胃脘证的痛势较剧且拒按。③舌象和脉象：胃虚寒证的舌质淡嫩，脉虚弱无力；寒滞胃脘证的舌淡苔白滑，脉沉弦或沉紧。

总结：新病多实，病程短，脉沉弦数紧或沉弦紧有力。久病多虚，病程较长，脉虚弱无力或脉细数。

11. 胃热炽盛证

> 胃中火热大便干，胃脘灼痛且拒按，
> 消谷善饥喜冷饮，口臭嘈杂又吞酸，
> 舌红苔黄脉滑数，牙龈肿痛或溃烂，
> 食入即吐齿衄血，小便红赤少又短。
> 热扰胃气失和降，火热内盛也可见。

注

胃热（火）证症见：①热扰胃气致胃失和降的症状（胃脘灼痛而拒按，吞酸嘈杂，甚则食入即吐）；②火热内盛的症状（口渴喜冷饮，消谷善饥，牙龈肿痛溃烂，齿衄，口臭，大便干，小便短赤，舌红苔黄，脉滑数）等。以胃脘灼痛、消食善饥和实热症状共见为辨证依据。治用清胃散化裁。

12. 食滞胃脘证

> 胃实证是饮食积，暴饮暴食不节患。
> 食滞胃脘痞胀满，厌食饱食痛拒按，
> 嗳腐吞酸呕馊食，腹胀腹痛酸臭便，
> 苔腻脉滑泻不爽，肠鸣矢气如败卵。

注

胃实证即食滞胃脘证是指饮食积滞之证，由暴饮暴食，饮食不节，食积不化，或素体胃虚所致。以厌食、饱食，胃脘胀满疼痛、拒按、嗳腐吞酸、泻下臭秽如败卵，泻而不爽，肠鸣矢气，苔腻脉滑及气滞症状为辨证依据。治用保和丸或承气汤类化裁。

参考：

（1）脾虚血少证

> 脾虚血少面萎黄，头晕心悸饭不香，
> 疲倦失眠脉细弱，经迟闭经经少量。

注

脾虚血少证的临床表现为：面色萎黄，头晕，心悸，饮食无味，神疲肢倦，脉细弱，舌淡苔白；在妇女可见月经后期，闭经，月经量少等。治用八珍汤化裁。

（2）脾虚湿盛证

> 脾虚湿盛胀痞闷，溏泻肠鸣头眩晕，
> 纳差困倦四肢肿，虚胖腹水或痰饮，
> 苔白黄腻脉缓滑，带泄子肿闭不孕。

注

脾虚湿盛证的临床表现为：湿停脾胃则胸脘腹胀痛痞闷；湿停肠道而肠鸣泄泻便溏；水湿停聚则成痰成饮而头眩晕；湿停肌腠则虚胖；湿停于腹而腹水；湿停四肢而四肢肿胀，按之凹陷不起。湿停还见苔白或黄腻，脉缓或滑；在妇女可见带下，经行泄泻，子肿，闭经，不孕等。治用二陈汤、平胃散等。

四、肝与胆病辨证

1. 肝血虚证

> 肝血虚则头晕眩，爪枯夜盲视力减，
> 经少色淡或闭经，麻木多梦又失眠，
> 面淡舌淡脉搏细，脾虚精虚血虚见。

注

肝血虚则头晕目眩，爪甲枯，夜盲，视力减弱，月经过少而血色淡或闭经，麻木，多梦失眠，面色淡舌淡，脉搏细，以脾胃虚弱及肾精虚少与血虚同见为辨证要点。

2. 肝阴虚证

> 肝阳虚则潮盗汗，眼涩昏花头晕眩，
> 视力不清胁隐痛，五心烦热口燥干，
> 舌红少苔耳聋鸣，阴虚脉搏细数弦。

注

肝阴虚则潮热盗汗，眼干涩昏花，头晕目眩，视力不清，胁肋隐痛，五心烦热，口燥咽干，舌红少苔，耳聋耳鸣，脉搏细数弦。以眩晕目涩，胁肋隐痛及阴虚症状共见为辨证依据。

3. 肝郁气滞证

> 肝郁胸胁乳腹胀，抑郁躁怒脉搏弦，
> 瘿瘤痞块窜不定，舌苔薄白舌质暗，
> 血瘀癥瘕痰核块，纳差鼓胀气鼓见，
> 乳胀痛经梅核气，缺乳闭经不孕衍。

肝失疏泄气郁结，肝气挟瘀或挟痰，

气滞水停痰饮肿，气血水瘀消肿难。

注

肝的实证多有胸胁、乳房、少腹胀瘟满，烦躁易怒，脉搏弦。肝郁气滞证症见：①肝失疏泄致气机郁结的症状（胸胁脘、少腹胀满疼痛，窜走不定，情志抑郁寡欢，纳差，胸闷、善太息，乳房胀痛，痛经，月经不调，缺乳，闭经，不孕，苔白，脉弦）；②肝气挟瘀或挟痰的症状（咽中似物梗阻之梅核气，瘿瘤，癥瘕，瘟块，痰核，肿块，鼓胀，气鼓）。以此二者为辨证依据。肝失疏泄则气机郁结，肝气挟瘀或挟痰；气滞则水停而成痰成饮，则患痰饮、水肿。气滞则血停而化水成水肿，气血水瘀胶结混凝之水肿是最顽固最难治的水肿。

4. 肝胆火炽盛证

肝火头痛胀晕眩，面红目赤口苦干，

躁怒失眠恶梦多，胁痛吐衄大便难，

耳鸣耳聋小便赤，舌红苔黄脉数弦。

肝郁化火妊娠晕，先多崩衄恶阻患。

既有肝火亢逆证，还有实火内炽见。

注

肝火炽盛证又叫肝火上炎证以热而兼目眩头晕，头胀头痛，面红目赤，口苦咽干，胁下灼痛，烦躁易怒，口渴，大便干结，小便黄赤短少，舌红苔黄，脉弦数为特征。

肝火上炎、肝郁化火证有肝胆经之火热炽盛而亢逆的症状（目眩头晕胀痛，面红目赤，胁下灼痛，烦躁易怒，失眠，恶梦纷纭，耳鸣如潮，甚则突发耳聋，口苦）和实火内炽的症状（口渴，大便干结，小便黄赤短少，吐血，衄血，舌红苔黄，脉弦数）为辨证依据。治用龙胆泻肝汤。

妇女肝郁化火则见妊娠眩晕，月经先期，月经过多，崩漏，妊娠衄血，恶阻等。

5. 肝阳上亢证 肝气上逆证

肝阳上亢梦失眠。头目胀痛晕鸣眩，

面红目赤急躁怒，烦满欲吐或子痫。

头重脚轻行走飘，麻木震颤腰膝软，

血证崩漏更年征，舌红苔黄脉细弦。

阳亢扰心肝肾亏，肝阳升发太过患。

肝气上逆急躁怒，头晕目眩面目红，

头眼胀痛或气厥，吐衄（肝火）流泪眼红肿。

影响脾气之升发，眩晕泄泻饮食差。

肝气横逆黄疸苦，风痰肝风挟痰发。

注

肝阳上亢证以头目胀痛，眩晕耳鸣，面红目赤，急躁易怒，腰膝酸软，头重脚轻，行走飘浮，麻木震颤为特征。肝阳上亢证症见：①阳亢上扰心神的（上盛）症状（失眠多梦）；②肝之阳气升发太过的症状（苔黄，头目胀痛，眩晕耳鸣，面红目赤，急躁易怒，烦满欲吐，子痫，妊娠眩晕等）；③肝肾阴亏下虚的症状（腰膝酸软，头重脚轻，行走飘浮，麻木震颤，崩漏，更年期征即绝经前后诸症，舌红，脉弦或弦细数）。以此三者为辨证依据。治用天麻钩藤饮化裁。

肝气上逆则急躁易怒，晕眩，面目泛红，头眼胀痛，重则气厥。血证则见血随气逆而外涌则吐血、衄血，肝火流泪眼红肿。肝气上逆影响脾的升发则眩晕，泄泻纳差。肝气横逆犯胆则黄疸口苦。风痰病机是肝风挟痰。

6. 肝风内动证

肝风内动四证型，肝阳热极阴血症，
眩晕抽颤颈强麻，产后发痉子痫病。

注

肝风内动证是肝阳上亢的进一步发展，常兼突然昏仆、不省人事，四肢抽搐、颈项强直，角弓反张，动摇不定。妇女则患产后发痉，子痫病等。肝风内动证分为肝阳化风、热极生风、阴虚动风、血虚生风4个证型。临床每个证型都以眩晕、抽搐、颈项强直、麻木、震颤，动摇不定为主要症状（总证）表现。这是应掌握的诊断肝风内动的四个证型的共同要点。

（1）热极生风证

热极生风目上视，躁动谵语颈强直，
高热神昏肢抽搐，鼻扇弓张牙紧闭。
舌红苔燥脉弦数，实热症状同见毕。
热灼肝经肝风动，邪热扰乱心神起。

注

热极生风证以高热而热甚痉厥，目睛上吊，鼻翼扇动为特征。临床表现有：①邪热燔灼肝经致肝风内动的症状（手足抽搐，颈项强直，角弓反张，两目上视，牙关紧闭，舌红绛，苔黄，脉弦数）；②邪热扰乱心神的症状（高热，神昏，不省人事，躁扰如狂）。临证以此二者为辨证依据。治用羚羊角钩藤汤送服安宫牛黄丸。

（2）肝阳化风证

肝风内动颈强直，眩晕肢麻震颤搐。
肝阳化风言謇涩，卒然昏仆不省事，
舌强不语口眼斜，步履不稳抽搐起，
震颤痰鸣颈项强，肢麻舌红脉弦细。
阳亢风动强麻颤，晕仆头痛言不利。
肝肾阴风步履飘，麻木头重脚轻移。

注

肝阳化风证以肢麻震颤，眩晕欲仆为特征。临床表现有：①阳亢风动的症状（眩晕欲仆，头痛头摇，颈强肢麻，震颤抽搐，语言不利）；②卒中风的症状（卒然昏倒，不省人事，喉中痰鸣，口眼歪斜，半身不遂，语言謇涩，舌强不语）；③肝肾阴虚风动的症状（行走步履飘浮、步履不稳如踩棉絮等，手足麻木，头重脚轻，舌红，脉弦细）。临证以此三者为辨证依据。治用一贯煎合天麻钩藤饮化裁。

（3）阴虚动风证

阴虚动风五心烦，视物模糊头晕眩，
颈强震颤抽搐麻，两目干涩潮盗汗，
面部烘热口干燥，挛踡蠕动脉数弦。
肝阴虚则耳聋鸣，眼涩昏花头晕眩。

注

阴虚动风证以肝风内动的症状和肝阴虚的症状为辨证依据。即阴虚风动以手足蠕动，筋挛肉瞤为特征。阴虚动风证用补肝汤合加减复脉汤。

（4）血虚生风证、肝血虚证、血燥生风证

> 血虚生风麻木颤，抽搐颈强鸣晕眩，
> 爪甲不荣面无华，眼干昏花夜盲眼，
> 眼冒黑花闪金光，眼胀眼跳蚊蝇乱，
> 肉瞤瘈疭脉细弱，经少闭经经血淡。

注

血虚生风证则见麻木，震颤，抽搐，颈项强直，耳鸣，头晕目眩，爪甲不荣，面色无华，眼干涩昏花，夜盲，眼冒黑花或闪金光，眼胀，眼跳，蚊蝇飘乱，肉瞤瘈疭，脉细弱，妇女则月经过少，闭经，月经血淡。

血虚生风证以肝风内动的症状和肝血虚的症状为辨证依据，减去"麻木、震颤、抽搐、颈强"则为肝血虚证的临床表现。肝血虚用四物汤化裁。血虚生风以麻木不仁、手足拘挛不伸为特征，血燥生风的病理表现以皮肤干燥或肌肤甲错，或皮肤瘙痒或落皮屑为特征。

7. 寒凝肝脉证

> 肝脉寒凝沉弦紧，头顶冷痛睾丸冷，
> 呕吐清水苔白滑，遇寒加重遇热轻，
> 阴冷寒凝瘀疼痛，睾冷精冷不育孕。
> 寒凝气滞寒伤阳，寒邪内犯肝胃证。

注

寒凝肝脉证症见：①肝经寒凝气滞的症状（卒然作痛，上牵头顶，下及少腹、睾丸致睾丸冷痛，精冷不育；女阴冷或女子小腹冷而寒凝血瘀，痛经，闭经，不孕等）；②寒邪伤阳的症状（形寒肢冷，遇寒加重，遇热减轻，苔白滑，脉沉弦或沉紧）；③寒邪内犯肝胃的症状（头痛以颠顶更甚，呕吐清水），以此三者为辨证依据。治用暖肝煎化裁。

8. 胆郁痰扰证、胆虚证

> 胆郁痰扰怒躁烦，惊怯失眠胁胀闷，
> 口苦苔黄脉弦滑，纳差太息头眩晕，
> 黄疸结石偏头痛，闷油耳热耳聋鸣。
> 痰热犯胃胆失泄，痰热扰胆气不宁。
> 胆虚失眠梦幻多，心虚肝气虚弱惊。

注

胆郁痰扰证属胆实证以惊悸失眠、胸闷胁胀、胆怯易惊、烦躁易怒及痰热症状共见，口苦为辨证要点。症见：①胆失疏泄、痰热犯胃的症状（善态息，纳差，泛恶呕吐）；②痰热内扰、胆气不宁的症状（烦躁不宁，头晕目眩，耳鸣，舌苔黄腻，脉弦滑）。治用黄连温胆汤化裁。

胆虚证的临床表现为失眠，恶梦纷纭，口苦，善惊易恐，多由心虚致胆虚，或肝气虚弱致胆虚，或惊恐而致胆虚，用酸枣仁汤。

五、肾与膀胱病辨证

1. 肾阳虚证

肾阳虚则腰膝冷，畏寒肢冷精液冷，
阳痿早泄性欲减，夜尿尿长遗尿频，
腹胀久泄五更泄，完谷不化遗尿频，
面㿠黧黑脉沉弱，舌胖苔白有齿印。
神疲乏力白带多，子肿更年不孕症，
月经后期胎不安，经行泄泻闭带崩。

注

肾虚证必有头晕耳鸣，腰酸腿软。肾阳虚则腰膝冷痛，畏寒肢冷下肢尤甚，阳痿早泄，滑精，精液冷，性欲减退，遗尿，夜尿多，尿清长，遗尿尿频，腹胀，久泄、五更泄，完谷不化，面㿠黧黑，脉沉弱，舌体胖大，苔白舌边有齿印，神疲乏力，妇女则患白带多，子肿，更年期综合征，宫寒不孕，月经后期，胎动不安，经行泄泻，闭经，带下，崩漏等病。水湿泛溢因温煦失职，脾失运化水湿之功。

肾阳虚证症见：①肾阳虚气化无权致水湿泛溢的症状（水肿以腰以下肿甚，全身浮肿，子肿，腹胀，心悸气短，呼多吸少，咳喘，喉中痰鸣）；②肾精是化生天癸的物质基础。肾阳不足致生殖机能减退的症状（阳萎，精液清冷不育，滑精，子肿，宫寒不孕）；③肾阳虚而温煦失职的症状（腰膝酸软，神疲身倦乏力，形寒肢冷甚者冷痛，足冷更甚，面色㿠白，或黧黑，小便清长，夜尿多，尿频，带下多，舌淡胖，舌边有齿印，苔白，脉沉弱）；④火不生土，脾失健运的症状（完谷不化，久泄不止，五更泄，崩漏）等。

总之，肾阳虚证以腰膝冷痛、性欲减退、夜尿与虚寒证为辨证依据。治用《金匮》肾气丸，肾虚水泛则用真武汤化裁。

2. 肾虚水泛证

肾虚水泛畏寒冷，身肿凹陷腰下甚，
尿少腰膝软冷痛，心悸气短咳痰鸣，
腹胀脉沉迟无力，舌苔白滑淡胖嫩。

注

肾虚水泛证则见畏寒肢冷，全身肿按之没指、以腰下水肿为甚，尿少，腰膝酸软冷痛，心悸气短，咳喘痰鸣，腹胀，脉沉迟无力，舌苔白滑，舌淡胖嫩。以浮肿腰以下为甚，小便不利与肾阳虚共见辨证依据。

3. 肾阴虚证

肾阴虚则腰膝软，晕鸣失眠潮盗汗，
消瘦骨蒸口干燥，午后颧红五心烦，
舌红少津脉细数，无苔少苔大便干，
遗精早泄尿短黄，齿松发脱梦失眠，
梦交崩漏不孕育，经少闭经和子烦。
肾阴不足失濡润，阴火心神不守见。

注

肾精是化生天癸的物质基础。肾阴虚证以腰酸耳鸣、男子遗精，女子月经失调与阴虚内热症状如手足心热，颧赤唇红，舌红少苔，脉细数为辨证依据。肾阴虚证则见：①肾阴不足而失于濡养的症状（腰膝酸软而痛，头晕耳鸣，发落齿动，口咽干燥，消瘦，月经量少，闭经，不育，不孕）；②阴虚火旺的见症（五心烦热，或潮热，颧红，盗汗，骨蒸发热，遗精早泄，梦交，月经量多，崩漏，子烦，小便短黄，大便干燥，舌红少津，无苔或少苔，脉细数）；③心神不守的症状（失眠，多梦，健忘）。此三者为辨证依据。治用六味地黄丸化裁。

4. 肾精不足证

> 肾精不足发育慢，矮小低智骨痿软，
> 五迟五软动作迟，不育不孕性功减，
> 早衰脱发牙齿松，鸣聋健忘记忆减。
> 能见长育机能低，早衰生殖机能减。

注

肾精不足证症见：①生长发育机能衰退的症状（小儿发育迟缓，身材矮小，智力迟钝，囟门迟闭，动作迟缓，早衰，发枯易脱，骨骼痿软，足痿无力，齿牙动摇，耳鸣耳聋，健忘恍惚，记忆力减弱）；②生殖机能减退的症状（精少不育，经闭不孕，性功能减退），以此二者为辨证依据。治用六味地黄丸合二至丸化裁。

5. 肾气不固证

> 肾气不固尿清频，腰膝酸软尿失禁，
> 耳鸣失聪精神疲，舌淡苔白脉迟沉，
> 滑精早泄带下多，胎动滑胎闭经崩，
> 后多少淡经不定，难产阴挺不孕病。
> 肾气亏虚机能减，肾失封藏固摄证。

注

肾虚证必有腰腿酸软，头晕耳鸣，面色晦暗，精神不振，小便频数，夜尿多，舌淡，苔薄，脉沉细。肾气不固证以小便频数清长而量多，精神不振，舌淡苔薄脉沉细为特征。肾气不固证症见：①肾气不固致肾失封藏固摄所起的症状（小便频数清长而量多，尿后余沥不禁，遗尿，小便失禁，滑精早泄，带下清稀量多，胎动，滑胎，月经过多，闭经，崩漏，月经后期，月经过少，月经血色淡红，月经先期，月经后期，月经先后不定期，难产，阴挺，不孕病）；②肾气亏虚致机能衰退的症状（耳鸣失聪，腰膝酸软，神疲乏力，舌质淡，苔白，脉沉弱或沉迟）。肾气不固证以腰膝酸软、小便频数清长、滑精滑胎、带下清稀量多与肾气虚症状共见为辨证依据。治用大补元煎化裁。肾气不固证多见于慢性肾炎、糖尿病、尿崩证或遗尿证等。

6. 肾不纳气证

> 肾不纳气久咳喘，呼多吸少咯稀痰，
> 自汗神疲脉沉弱，声低气怯腰膝软；
> 动则喘息冷汗淋，肢冷面青气息短，
> 脉浮无根脉细数，口干面赤心中烦。

肾阴肾阳两亏损，纳气无权机能减。

注

肾不纳气证症见：①肾阴虚的症状（气息喘促，面赤心烦，咽干口燥，舌红，脉细数）；②肾阳虚的症状（动则喘息加剧，冷汗淋漓，面青肢厥冷，脉浮大无根）；③肺肾气虚致机能活动衰减的症状（久咳气喘，咳嗽吐痰清稀，声音低怯，常自汗出，腰膝酸软无力，舌淡苍白，脉沉弱）；④肾气亏虚致纳气无权的症状（气息短促，呼多吸少，动则更甚）。肾不纳气证以久咳气喘呼多吸少，动则更甚与肾气虚症状共见为辨证依据。治用参蛤散化裁。

7. 膀胱湿热证

膀胱湿热尿急频，尿道灼热或涩疼，
尿黄赤短尿浑浊，发热口渴不多饮，
舌红苔黄脉滑数，尿血砂石腰胀疼。
湿热蕴结气化失，辨证详审湿热征。

注

膀胱湿热证症见：①湿热蕴结膀胱致气化失职的症状（尿急，尿频，尿涩痛，尿道灼热，尿液浑浊，尿黄赤短少，短涩不利，淋漓不尽，尿出砂石，腰酸胀痛）；②湿热征象（发热，口渴不多饮，舌红苔黄腻，脉滑数）。以上二者与湿热症状共见为本证辨证依据。治用八正散化裁。

8. 膀胱虚寒证

膀胱虚寒尿清频，遗尿尿沥尿失禁，
脉搏沉弱脉无力，舌淡滑润少腹冷。

注

膀胱虚寒证按肾阳虚证去掌握。膀胱虚寒证见尿清尿频，遗尿，尿有余沥，尿失禁，脉搏沉弱或脉无力，舌淡滑润，少腹冷痛。

参考：肾气虚证

肾气虚则头晕鸣，腰酸腿软神不振，
脉沉弱细苔薄白，舌质淡红小便频，
先后不定经闭少，滑胎不孕或阴挺。

注

肾气虚的临床表现为：头晕耳鸣，腰酸腿软，精神不振，小便频数，舌质淡红苔薄白，脉沉弱细，妇女则月经先期、月经后期、月经先后不定期、月经量过少、闭经、滑胎、不孕、阴挺等。治用补中益气汤合无比山药丸化裁。

另，高等中医规划教材第九版（新世纪第三版教材没有"肾气虚证"）。

六、脏腑兼病辨证

脏腑兼证两个多，生理病理经络联，
先后因果与主次，并列整体病证辨。

注

脏腑兼证的辨证是在疾病发展过程中有两个脏腑或两个以上脏腑患病，要从生理病理经络的联系出发，灵活病变彼此间的先后因果与主次，并列等相互关系，去整体辨别病证。新世纪第三版教材（第九版）中举出了脏腑兼证的 13 个常见证候，实际临床中多于此数。

1. 心肾不交证

> 心肾不交五心烦，颧红潮热出盗汗，
> 晕鸣健忘下肢凉，心悸多梦又失眠，
> 舌红少津脉细数，口干遗精腰膝软。
> 阳痿腰膝寒冷痛，脉搏沉细无力见。
> 心火亢盛扰心神，肾阴不足虚火患。

注

心肾不交则五心烦热，颧红潮热，盗汗，头晕耳鸣，健忘，下肢凉，心悸，多梦失眠，舌红少津，脉细数，口干，遗精，腰膝酸软，阳痿，腰膝寒冷或冷痛，脉搏沉细无力。

心肾不交证指心肾水火既济失调，症见：①心火亢盛而扰乱心神的症状（心烦失眠，心悸多梦，腰足酸困发冷）；②肾阴不足而虚火内炽的症状（头晕耳鸣，记忆力减退，腰膝酸软，遗精，五心烦热，潮热盗汗，口干饮少，舌红少津，脉细数等），或阳痿，腰膝冷痛，脉沉细无力。心肾不交证以心烦失眠，腰膝酸软，耳鸣、梦遗与虚热或虚寒症状共见为辨证依据。治用交泰丸化裁。

2. 心肾阳虚证（寒邪直中少阴）

> 心肾阳虚身脸肿，形寒肢冷怔忡悸，
> 唇甲淡紫苔白滑，下痢晦暗精神低；
> 尿少舌淡胖或紫，脉搏沉微或沉迟。
> 肾阳虚则水液停，心阳虚则血瘀滞。

注

寒邪直中少阴表现为心肾阳虚证。症见身脸浮肿，形寒肢冷，心悸怔忡，唇甲淡紫，苔白滑，下痢，面色晦暗，精神低靡，尿少，舌淡胖或紫，脉搏沉微或沉迟。肾阳虚则水液停聚，心阳虚则血瘀阻滞。

心肾阳虚证症见：①肾阳虚而气化失权致水液内停的症状（尿少，身浮肿，面浮肿，形寒肢冷，面色晦暗，舌淡胖，苔白滑，脉沉微或沉迟）；②心阳虚而心动失常致血行瘀阻的症状（心悸怔忡，唇甲淡紫，舌质淡紫）。心肾阳虚证以心悸怔忡、腰膝酸冷、肢体浮肿与虚寒症状共见为辨证依据。治用四神丸合真武汤化裁。

3. 心肺气虚证

> 心肺气虚胸闷悸，短气乏力痰清稀，
> 乏力头晕活动甚，晄白自汗声音低，
> 脉搏沉弱或结代，舌淡苔白唇淡紫。
> 能见气虚机能减，肺失宣降血瘀疾。

注

心肺气虚证症见：①气虚致机能活动衰减的症状（气短乏力，自汗动则甚，面色晄白，舌淡，头晕神疲，声音低怯，脉沉弱）；②肺气虚而宣降失职的症状（咳嗽气喘，胸闷心悸，吐痰清稀）；③心气虚而心动失常、心血瘀阻的症状（心悸，口唇青紫，舌质暗淡，脉结或代）等。心肺气虚证以胸闷心悸，咳嗽气喘与气虚症状同见为辨证依据。治用保元汤化裁。

4. 心脾两虚证

心脾两虚头晕眩，悸忡健忘又失眠，
多梦纳呆面萎黄，食少便溏腹胀满，
疲乏崩漏肌衄血，脉搏细弱舌嫩淡。
气血虚不养心神，脾虚失摄出血见。

注

心脾两虚证症见：①心血不足致心神失养的症状（心悸怔忡，失眠多梦，健忘，头晕目眩）；②脾气虚致脾的运化失职和统血无权的症状（食少，腹胀便溏，四肢乏力，神倦，肌衄，月经量少色淡质稀，经血淋漓不尽，崩漏，面色萎黄，舌质淡嫩，脉细弱）。

心脾两虚证以心悸怔忡、失眠多梦、食少便溏慢性出血与气血两虚症状同见为辨证依据。治用归脾汤化裁。

5. 心肝血虚证

心肝血虚梦失眠，视物模糊头晕眩，
两目干涩耳聋鸣，心悸健忘手足挛，
爪甲不荣面无华，肢体麻木或震颤，
苔白舌淡脉细弱，经闭量少血色淡。
心血不足神失养，肝脏藏血不足满。

注

心肝血虚证则多梦失眠，视物模糊，头晕目眩，两目干涩，耳聋耳鸣，心悸健忘，手足拘挛，爪甲不荣，面色无华，肢体麻木或震颤，苔白舌淡，脉细弱，妇女闭经、月经量少血色淡。心血不足则心神失养，肝的藏血不足则的表现在爪甲与目。

心肝血虚证症见：①心血不足而神失所养的症状（心悸，多梦失眠，眩晕健忘，面色淡白无华）；②肝藏血不足的血虚症状（爪甲不荣，两目干涩，视物模糊，肢体麻木或震颤，手足拘挛，月经量少，色淡，闭经，舌淡苔白，脉细弱）。心肝血虚证以心悸失眠、眩晕、爪甲不荣、肢麻与血虚症状共见为辨证依据。治用补肝汤化裁。

6. 脾肺气虚证

脾肺气虚清稀痰，咳喘浮肿懒语言，
神倦乏力声低怯，腹胀便溏食欲减，
苔白舌淡脉细弱，皖白少气又气短。
肺失宣降脾失运，还有脾肺气虚见。

注

脾肺气虚证则见咳吐清稀痰，咳喘，浮肿，懒言，神倦乏力，声音低怯，腹胀便溏，食欲减退，苔白舌淡、脉细弱，面色㿠白，少气气短。有肺失宣降和脾失健运，还有脾肺气虚可见。

脾肺受寒则病脾肺气虚证而宣降运化失职咳喘清痰或水肿，症见：①肺气虚致肺失宣降的症状（咳嗽气喘，日久不愈，气短）；②脾气虚致脾失健运的症状（食欲减退，腹胀，大便溏稀）；③脾肺气虚的症状（水肿，吐痰清稀，面色㿠白，神倦乏力，声低懒言，舌淡苔白，脉细弱）。脾肺气虚证以咳喘气喘、痰液清稀、食少便溏与气虚症状共见为辨证依据。治用补中益气汤化裁。

7. 肺肾阴虚证

> 肺肾阴虚腰膝软，干咳痰血咳少痰，
> 音哑遗精两颧红，潮热骨蒸又盗汗。
> 舌红少津脉细数，口干消瘦月经乱。
> 虚火灼肺失清肃，肾阴虚和虚火辨。

注

肺肾阴虚证则见腰膝酸软，干咳或痰中带血，咳嗽少痰，音哑，遗精，两颧红，潮热骨蒸，盗汗，舌红少津，脉细数，口干，消瘦，月经紊乱。有虚火灼肺、肺失清肃，肾阴虚和虚火症状可辨。

肺肾阴虚证症见：①虚火灼肺致肺失清肃的症状（干咳少痰，痰中带血，声音嘶哑）；②肾阴虚的症状（腰膝酸软，遗精，月经量少，闭经）；③阴虚火旺的虚热症状（消瘦，口干咽燥，潮热，骨蒸，颧红，盗汗，崩漏，舌红少津，少苔，脉细数）。临证以干咳少痰、腰酸、遗精与虚热症状同见为辨证依据。治用生脉散合当归六黄汤化裁。

8. 肝火犯肺证

> 肝火犯肺有烦热，口苦躁怒痰带血，
> 头晕目赤咳不爽，咳嗽气逆咳鲜血。
> 舌红苔黄脉弦数，痰稠胸胁痛灼热。
> 肝火犯肺失清肃，还有肝火内炽烈。

注

肝火犯肺证则有烦热，口苦，烦躁易怒，气逆咳嗽不爽，痰稠，咳痰带血，咳吐鲜血，头晕目赤，舌红苔黄，脉弦数，胸胁灼热痛。有肝火犯肺致肺失清肃，还有肝火内炽等症可见。

肝火犯肺证症见：①肝火犯肺致肺失清肃的症状（咳嗽气逆阵作，口渴，咯痰不爽，痰少而黏稠，咳血，咯吐鲜血，或痰中带血）；②肝火内炽的实热症状（胸胁灼痛，急躁易怒，目赤头晕，胸中烦热，口苦，舌红苔薄黄，脉弦数）等。肝火犯肺证以胸胁灼痛、急躁易怒、咳嗽阵作或咳血与实热症状同见为辨证依据。治用黛蛤散化裁。

9. 肝胃不和证

> 肝胃不和痛走窜，呃呕厌油嘈杂酸，
> 胁肋胃脘胀痞闷，烦躁易怒饮食减，
> 情志抑郁善太息，舌苔薄黄脉数弦。
> 肝气犯胃失和降，肝气郁结气滞见。

注

肝胃不和证则见胁痛走窜，呃气呕吐厌油，嘈杂吞酸，胁肋、胃脘胀痞闷，烦躁易怒，饮食减少，情志抑郁，善太息，舌苔薄黄，脉数弦。

肝胃不和证有肝气犯胃而胃失和降，肝气郁结气滞的症状可见。

肝胃不和证症见：①肝气犯胃而胃失和降的症状（胃脘胁部胀闷痞满而痛，呃逆嗳气，呕吐，嘈杂吞酸，食纳减少）；②肝气郁结的气滞见症（情志抑郁，急躁易怒，胁肋胀满疼痛，窜痛，喜太息，舌苔薄黄，脉弦或弦数）等。肝胃不和证以脘胁胀痛、嗳气、吞酸、情志抑郁与气滞症状同见为辨证依据。治用橘皮竹茹汤合左金丸化裁。

10. 肝郁脾虚证

> 肝脾不调情抑郁，胁胀窜痛善太息，
> 肠鸣食少大便溏，脘腹胀满躁怒急，
> 疲乏痛泻泻痛减，苔白脉弦或弦缓。
> 肝失疏泄气机郁，更将脾失健运辨。

注

肝郁脾虚证则情志抑郁，胁胀窜痛，善太息，肠鸣食少，大便溏，脘腹胀满，急躁易怒，疲乏，痛泻、泻后痛减，苔白脉弦或弦缓。肝郁脾虚证有肝失疏泄，气机郁滞，脾失健运的症状可辨。肝郁脾虚证见：①肝失疏泄而气机郁滞的情志抑郁症状（胸胁胀闷窜痛，善太息，急躁易怒，苔白，脉弦或弦缓）；②脾失健运的土壅侮木见症（纳呆腹胀，便溏不爽，肠鸣矢气，痛泻泻后疼痛减轻）等。肝郁脾虚证以胸胁胀痛、腹胀、便溏与情志抑郁症状同见为辨证依据。治用逍遥散化裁。此证检查可能有肝脾肿大。

11. 肝胆湿热证（有黄疸）

> 肝胆湿热口苦烦，恶呕黄绿苦水见，
> 黄疸痞块睾丸痛，胸腹闷胀灼热感，
> 目黄尿黄便不调，舌红脉搏滑数弦，
> 食减闷油苔黄腻，带下阴痒湿疹癣。
> 肝失疏泄湿热下注，脾胃升降失常辨。

注

肝胆湿热证则见口苦心烦，恶心呕吐黄绿苦水，黄疸，胁下痞块，睾丸痛，胸腹闷胀灼热感觉，目黄尿黄涩痛，二便不调，舌红脉搏滑数弦，饮食减少，闷油，苔黄腻，妇女则带下，阴痒，湿疹癣疮。肝胆湿热证有肝失疏泄、湿热下注、脾胃升降失常等症状可辨。

肝胆湿热证见：①湿热蕴结肝胆致疏泄失职的症状（胁肋胀痛灼热，或有痞块，口苦，黄疸且身目黄色鲜明如橘，寒热往来）；②湿热循肝经下注的症状（阴囊湿疹，睾丸肿痛，妇女外阴瘙痒，带下黄臭，小便短赤而黄，尿出涩痛，下焦湿癣，舌红苔黄腻，脉弦数或滑数）；③脾胃升降失常的症状（食减，腹胀，呕恶或呕吐黄绿苦水，大便不调）。临床以胁肋胀痛、身目发黄与湿热症状共见，肝壅湿热以阴部瘙痒肿痛，带下黄臭与湿热症状共见为辨证依据。治用龙胆泻肝汤。寒凝肝脉证和肝胆湿热证都会有睾丸病。

12. 肝肾阴虚证

> 肝肾阴虚腰腿软，胁痛健忘聋鸣眩，
> 目干口干月经少，遗精多梦又失眠，
> 苔少舌红脉细数，盗汗颧红五心烦。
> 肝肾阴虚失濡润，阴液亏虚虚火炎。

注

肝肾阴虚则腰腿酸软，胁痛，健忘，耳聋耳鸣，眩晕，目干涩，口干，月经量少，遗精，多梦失眠，盗汗，颧红，五心烦热，舌红苔少，脉细数。肝肾阴虚证有肝肾阴虚而失濡润，阴液亏虚和虚火上炎症状。

肝肾阴虚证症见：①肝肾阴虚而失于濡润的症状（腰腿酸软，耳鸣耳聋，头晕目眩，健忘失眠，胸胁隐痛，月经量少）；②阴液亏虚而虚火内炽的虚热症（五心烦热，两颧发红，盗汗，梦遗，多梦，舌红少苔，脉细数）等。肝肾阴虚证以胸胁隐痛、腰膝酸软、眩晕耳鸣、两目干涩与虚热症状共见为辨证依据。治用二至丸合杞菊地黄丸化裁。

13. 脾肾阳虚（肾虚脾弱）证

> 脾肾阳虚舌胖嫩，畏寒肢冷腰膝冷，
> 浮肿㿠白脉沉细，水肿鼓胀尿不利，
> 尿清便溏苔白滑，五更泄泻久泻痢。
> 脾肾阳虚水液停，阴寒内盛是病机。

注

脾肾阳虚则舌胖嫩，畏寒肢冷，腰膝冷，浮肿，面色㿠白，脉沉细，水肿，鼓胀，尿不利，尿清便溏，苔白滑，五更泄泻，久泻久痢。脾肾阳虚证有脾肾阳虚而水液内停、阴寒内盛的症状。

脾肾阳虚证又称肾虚脾弱证，症见：①脾肾阳虚则运化失职而水液内停的虚实症状（久泄久痢，五更泄，甚则下痢清谷，尿不利即小便短少，全身水肿，腹部水肿胀满如鼓）；②阳虚则阴寒内盛的见症（面色㿠白，形寒肢冷，腰膝冷痛，下腹冷痛，舌淡胖或胖嫩，苔白滑，脉沉细）等。

脾肾阳虚证以腰膝冷痛、久泄久痢、五更泄泻与虚寒症状同见为辨证依据。治用四神丸化裁。

14. 脾湿犯肺证、肾水凌心证

> 脾湿犯肺咳痰喘，苔腻脉滑饮食减。
> 肾水凌心胸腹胀，水肿心悸平卧难。

注

脾湿犯肺表现为咳喘痰多，胸闷气短，饮食减少，苔腻脉滑，治当燥湿化痰，用二陈汤、平胃散等化裁。肾水凌心表现为胸腹胀满，水肿，心悸不宁，不能平卧，爪甲口唇青紫，舌淡苔薄，脉虚数，治当温肾化气行水，用真武汤之类。

第二节　经络辨证

一、十二经辨证

1. 手太阴肺经病证

> 肺经肺胀胸胀满，苔白少气咳嗽喘，
> 缺盆中痛咽喉肿，肩背臑肘痛冷寒。
> 手臂内侧前缘痛，洒淅寒热又自汗，
> 口眼歪斜掌中热，脉搏浮紧或浮缓。

注

顺诀释义即得手太阴肺经病证为：肺胀，胸部胀满，咳嗽，气喘，少气，缺盆中痛，咽喉肿痛，肩背部寒冷或疼痛，手臂内侧前缘疼痛，洒渐寒热，自汗出，口眼歪斜，掌中热，苔白，脉搏浮紧或浮缓。学针灸专业者最需熟记此经络病证口诀。

2. 手阳明大肠经病证

> 大肠牙痛手腕痛，大指次指麻木痛，
> 手臂肘臑外前缘，肩颈喉和腹中痛，
> 肠鸣泻痢大便干，歪斜目黄手背肿，
> 鼻衄口干脉沉数，舌苔黄又舌质红。

注

手阳明大肠经的病证表现为：手大指、次指麻木不仁或疼痛，手背红肿或手腕酸痛，手臂肘月需外侧前缘疼痛，肩痛，腹痛，颈肿痛，喉痹疼痛，齿牙痛，口干，鼻衄，肠鸣，泄泻，便秘，痢疾，口眼歪斜，目黄，舌苔黄，舌质红，脉沉数。

3. 足阳明胃经病证

> 胃经鼻衄头额痛，鼻牙咽颈脚面痛，
> 口眼歪斜肠鸣呕，消谷善饥胃脘痛，
> 髌膝肿痛水肿胀，足上中趾不仁用，
> 眩晕耳鸣脉搏数，咳嗽苔黄舌质红。

注

足阳明胃经病证为：鼻衄，头额痛，鼻痛，牙痛，咽喉肿痛，颈肿痛，足面皆痛，口眼歪斜，肠鸣，呕吐，消谷善饥，胃脘痛，髌膝肿痛，水肿腹胀，足中趾不用，眩晕耳鸣，咳嗽，舌红苔黄，脉数。

4. 足太阴脾经病证

> 脾经舌强身困重，脚上大趾痛不用，
> 便秘便溏呕泻胀，矢气食少胃脘痛，
> 瘕痕黄疸肝脾病，心烦股膝内厥痛，
> 前阴崩漏妇科病，遗尿尿闭和水肿。

注

太阴（手太阴、足太阴）为"至阴"，因为它标本都是阴，故叫至阴。足太阴脾经病证为：舌本强，身困体重，足大趾疼痛不用，便秘便溏，呕吐泄泻腹胀，心烦，股膝内厥痛，瘕痕，黄疸，水闭，矢气，食不下，胃脘痛。足太阴脾经病证表现在脾胃病，前阴病，遗精，阳痿，阴茎痛，遗尿，尿闭，水肿，疝气，妇科病，月经不调，闭经，崩漏，带下，阴挺。

5. 手少阴心经病证

> 心经心痛心悸烦，胁痛心胸胀痞满，
> 臑内侧后痛掌中热，目黄口渴咽喉干。

注

手少阴心经病证为：心痛，心悸，心烦，胁痛，心胸胀闷痞满，臑臂内侧后缘疼痛，掌中热痛，咽喉干燥，口渴，目黄等。

6. 手太阳小肠经病证

小肠肩痛心悸痛，臂肘臑外侧后痛，
颈强目黄耳聋晕，咽痛颔肿腹中痛。

注

手太阳小肠经病证为：肩痛，心悸心痛，臂肘臑外侧后缘疼痛，目黄，耳聋，颈强不可以顾，咽痛，颔肿，腹痛。

7. 足太阳膀胱经病证

膀胱头痛脑后重，目痛如脱尿不通，
项痛如拨腰如折，足小趾痛不仁用，
腘（如）结踹（如）裂髀不曲，遗尿寒热鼻塞重。

注

足太阳膀胱经病证为：头痛以后脑痛为甚，目痛如脱，小便不通，项痛如拨，腰痛如折，足小趾疼痛不仁，腘如结，踹如裂，髀不可以曲，遗尿，寒热，鼻塞。

8. 足少阴肾经病证

肾经咳喘腰脊痛，股胫后面内侧痛，
麻木痉挛足心热，头通连齿咽喉肿，
心烦心痛腹胀泄，口干食少足跟痛，
面黑善恐嗜卧倦，痿软无力耳鸣聋。

注

足少阴肾经病证为：咳喘，腰脊痛，头痛连齿，股胫后内侧疼痛（因足少阴肾经循行于下肢内侧后线），麻木痉挛，足心热，足跟痛，饥不欲食，心烦心痛，腹胀，泄泻，舌干口热，咽喉肿痛，面黑如漆，善恐，嗜卧倦乏，痿软无力，耳鸣耳聋。

9. 手厥阴心包经病证

心包胸满腋下肿，心悸心烦心胸痛，
喜笑不休癫狂症，臂肘挛急脉数洪，
掌心发热舌红绛，胁肋支满又疼痛。

注

手厥阴心包经病证为：心悸心烦，心胸痛，胸满闷，腋肿（因手厥阴心包经循行于上肢屈侧中线），喜笑不休，癫狂，臂肘挛急，掌心发热，胁肋肢满疼痛，舌质红绛，脉洪数。

10. 手少阳三焦经病证

三焦小、次指疼痛，臂肘臑肩外麻痛，
咽肿喉痹尿不利，水肿颊肿胸胁痛，
目锐眦痛或遗尿，眩晕鸣聋头耳痛。

注

少阳（手少阳、足少阳）为"至阳"，因为它标本都是阳，故叫至阳。少阳是相火主之；临床表现为表有热，里有寒（见《伤寒论176条》）。手少阳三焦经病证为：小指痛和次指痛，臂、肘、臑、肩外侧麻木疼痛，咽肿喉痹，小便不利，水肿，颊肿，胸胁痛，目锐眦痛，遗尿，眩晕，耳鸣耳聋，耳后痛，头痛。

11. 足少阳胆经病证

> 胆经颔痛耳鸣聋，目外眦痛偏头痛，
> 苦干眩呕寒热往，食少腋下缺盆痛，
> 瘰疬胸胁痛难转，胁肋股膝胫外痛，
> 太息呃逆黄疸胀，足大四趾痛不用。

注

足少阳胆经病证为：颔痛，耳鸣耳聋，目外眦痛，偏头痛，口苦，咽干，目眩，呕吐，寒热往来，饮食减少，腋下肿，缺盆中肿痛，瘰疬，胸胁苦满，胸胁痛不能转侧，胁肋及股、膝、胫外侧痛，足外侧发热，善太息，呃逆，黄疸，腹胀，足大趾、四趾疼痛不用。

12. 足厥阴肝经病证

> 肝经妇科阴茎痛，阳痿遗尿头顶痛，
> 狐疝胸满飧泄呕，目赤咽干少腹痛。
> 足大趾痛尿癃闭，腰股膝胫内侧痛。

注

足厥阴肝经病证为：妇科疾病如崩漏、月经不调、阴挺；阴茎痛，少腹痛，阳痿，遗尿，头顶痛，狐疝，胸满，飧泄，呕逆，目赤，咽干，足大趾痛，癃闭，腰、股、膝、胫内侧拘急或疼痛。

二、奇经八脉病证

1. 任脉病证

> 任脉咳喘尿不通，带下小产小腹痛，
> 瘕聚调经不孕育，疝气遗精或胸痛，
> 口眼歪斜泄泻呕，淋病便秘咽喉痛。

注

任脉病证为：咳喘，小便不通，妇女带下，小产，瘕聚，小腹痛，月经不调，不孕，不育；疝气，遗精，胸痛，口眼歪斜，泄泻，呕吐，淋病，便秘，咽喉肿痛。另外，冲任督三脉都同起于胞中，故有"一源而三歧"之说。手足六阳经汇聚于督脉，六阴经、阴维、冲脉会聚于任脉。

2. 督脉病证

> 督脉阳痿脊柱强，头重头痛弓反张，
> 大人癫痫儿风痛，便秘泄泻或脱肛，
> 遗精尿淋经不调，震颤抽搐患痔疮。

注

督脉病证为：阳痿，脊柱强痛，头重头痛，角弓反张，便秘，泄泻，月经不调，大人癫痫、小儿风痛，抽搐，震颤拘挛，脱肛，遗精，遗尿，尿淋尿浊，痔疮。

3. 冲脉病证

> 冲脉腹满而急痛，气从少腹冲咽胸，
> 胸腹气逆而拘急，呕吐咳唾气逆重。

注

冲脉病证为：胸腹气急而拘急，气从少腹冲胸冲咽，腹满而急痛，胸满而气逆，呕吐，咳唾。

4. 带脉病证

> 带脉绕脐腰脊痛，腹部胀满冲心痛，
> 妇女黄带或白带，腰溶溶如坐水中。

注

带脉病证为：绕脐腰脊痛，腹部胀满，冲心痛，妇女黄带或白带，腰溶溶如坐水中。

5. 阳维脉、阴维脉病证

> 阳维寒热又腰痛，阴维发病则心痛，
> 两维不维若失志，萎软无力软乏重。

注

阳维为病则恶寒发热且腰痛，阴维发病则心痛。阳维、阴维不相维系则快然失志，阴液消亡而萎软无力，则软乏无力不能自持。

6. 阳跷脉、阴跷脉病证

> 阳跷阳急而阴缓，病则狂走或失眠。
> 阴跷阴急而阳缓，厥冷瘫闭或多眠。

注

阳跷为病则阳急而阴缓，病见狂走、不眠。阴跷为病则阴急而阳缓，病为下肢厥冷、瘫闭、多眠。

第三节　六经辨证

一、太阳病证

1. 太阳经证

> 太阳脉浮病表寒，头项强痛而恶寒。

注

太阳病的主症为脉浮，头项强痛而恶寒。其属性为表寒证。无论病程长短，只要见此脉症，就可辨为太阳病。

（1）太阳中风证

> 太阳中风桂枝煎，热汗恶风脉浮缓。

注

太阳中风指外伤风邪，临床表现为只要见发热，自汗出，恶风，头痛，脉浮缓；或见鼻鸣，干呕。用桂枝汤治之。只见汗出即为表虚证，就可辨为太阳中风证。

建议：以上四句当连着诵记。

（2）太阳伤寒证

太阳伤寒见恶寒，发热无汗呼吸喘，
头身疼痛脉浮紧，头项强痛麻黄安。

注

太阳经外伤寒邪则见恶寒，发热，无汗，呼吸喘促，头项强痛，头身疼痛，脉浮紧。用麻黄汤治之。只要见恶寒、无汗、头身疼痛、脉浮紧，或只见无汗即为表实证，就可辨为太阳伤寒证。

2. 太阳腑证

（1）太阳蓄水

太阳蓄水小腹满，发热恶寒小便难，
口渴水入则呕吐，脉搏浮数脉浮见。

注

太阳蓄水证则小腹满，发热恶寒，小便难，口渴，水入则呕吐，脉搏浮数或脉浮。太阳蓄水证以小腹满、小便不利、水入即吐的"水逆证"与太阳经证症状共见为辨证要点。

（2）太阳蓄血证

太阳蓄血尿自利，少腹急结或满硬，
善忘如狂或发狂，便黑脉涩结或沉。

注

太阳蓄血证则尿自利，少腹急结或满硬，善忘，如狂或发狂，大便色黑如漆，脉沉涩或沉结。

太阳蓄血证以少腹急硬，小便自利，便黑为辨证要点。

（3）太阳病变证

1）

栀子豉汤胸膈热，心中虚烦不得眠，
反复颠倒懊恢闷，心中结痛苔黄鉴。

注

栀子豉汤证因太阳病发汗吐下后，实邪已去，无形余热之邪郁于胸膈，导致虚烦不得眠，反复颠倒，坐卧不安，心中懊恢、窒闷感，或心中结痛、苔黄的里热实证。

处方：栀子、淡豆豉。

2）

麻杏石甘汗出喘，热高热低不恶寒，
舌红苔黄脉搏数，里热实证肺热餐。

注

麻杏石甘汤证是指太阳病表证误下；或疾病自然转变后，出现身热汗出、气喘等为主要表现的证候，症见：汗出而喘，身热（或高或低），咳嗽咳痰，不恶寒，舌质红苔黄、尚有口渴脉数的里热实证等邪热壅肺的表现。

处方：麻黄、杏仁、石膏、甘草。

3）

葛根芩连草气喘，表证不解邪热陷，

热迫大肠下痢臭，尿黄脉数身热汗。

注

葛根芩连汤证是指太阳病表证不解（外有表证），邪热内陷（内有里热），邪热下迫大肠致下痢不止，痢下臭秽黏稠，肛门灼热，小便黄赤，气喘，身热汗出，或兼表证，舌红苔黄，脉数的里热实证。治当解表清里。

处方：葛根、黄芩、黄连、甘草。

4) 真武苓芍姜术附，热悸头晕身𣇀动，

苔白脉沉尿不利，震颤难站阳虚肿。

注

真武汤证是指表证不解，过汗伤阳，少阴阳气虚衰，水气泛滥的证候。症见：发热，心悸，头晕，肌肉跳动，震颤，站立不稳（振振欲𡉏地），苔白，脉沉，小便不利，全身水肿（阳虚水肿）。

处方：茯苓、白芍、生姜、白术、附子。

二、阳明经病证

阳明里热壮热渴，太阳少阳传入成。

身热大汗脉洪大，不恶寒反恶热症。

注

阳明经病的属性为里热证。其病因有3个：①阳明本经热盛而成；②太阳病未愈，病邪亢盛入里而成；③少阳病未愈传入阳明而成。阳明经病临床以：脉洪大，壮热，汗出，口渴，不恶寒，反恶热为辨证依据。

1. 阳明经证

阳明经证大出汗，全身大热又心烦，

大渴引饮脉洪大，面赤舌苔黄燥干。

里热实证白虎汤，热盛津伤虎参煎。

注

阳明经证的临床表现为：身大热，汗大出，大渴引饮，面赤心烦，苔黄燥而干，脉洪大。阳明里热实证用白虎汤。阳明热盛气津两伤证见发热，舌燥口渴甚，或时时恶风或背微恶寒用白虎加人参汤。

2. 阳明病腑实证

阳明腑实潮热汗，便秘胀满痛拒按，

神错谵语脉沉实，苔黄干燥狂不眠，

苔黑焦燥芒刺裂，脉搏沉实滑数见。

热结旁流喘直视，摸床理线狂失眠。

里热实证扰心神，腑热实证伤津犯。

大承军芒枳朴汗，便秘壮实胀痞满。

注

阳明病实证是指邪热内盛，日晡（15时至17时）潮热，手足绵绵汗出，热邪与肠中糟粕相搏，燥屎内结，脐腹满痞硬疼痛而拒按，甚则神错谵语，身体壮实，脉沉实，苔黄干燥，狂躁不得眠，或舌苔焦黑干燥，起芒刺燥裂，脉搏沉实或滑数，或热结旁流，气喘直视，摸

床理线，狂躁失眠，见里热实证，热扰心神，阳明腑热实证，热盛伤津的症状。

阳明腑证为里热实证，临床表现为：①热扰心神的症状（神昏谵语，狂乱，失眠，循衣摸床，撮空理线，微喘直视）；②腑热实证的胃家实症状（腹满硬痛，大便秘结，日晡潮热汗出）；③燥热伤津的症状（舌苔黄厚干燥，舌边尖起芒刺，或焦黑燥裂，脉沉迟，实而有力或脉滑数）。阳明实证的辨证要点为：潮热汗出，腹满痛，便秘，脉沉实。治当攻下实热，荡涤燥结。用大承气汤：大黄（后下）、芒硝、枳实、厚朴。大承气汤证以痞满燥实坚潮汗为立方依据。

> 调胃承气硝黄草，缓下泄热腹胀满，
> 舌红苔黄脉滑数，心烦谵语不大便。

注

调胃承气汤由芒硝、大黄、甘草组成为缓下剂，重在泄热。症见：发热汗出，腹胀满，舌红苔黄，脉滑数或沉实，心烦，甚则谵语，不大便。调胃承气汤的病机特点是：燥热实邪初结胃肠，燥热偏亢而痞满不甚，病位偏高。

> 小承便秘军朴枳，轻下腑气不通患，
> 气滞明显痞满甚，潮热汗出心中烦，
> 谵语腹满大便硬，热结旁流苔黄干，
> 舌红脉搏滑而疾，燥热结聚较轻安。

注

小承气汤：大黄、枳壳、厚朴为轻下剂，主治腑气不通。症见气滞明显，痞满较甚，潮热，汗出，心烦，谵语，胸满，大便硬结，或热结旁流，舌苔黄干，舌红，脉搏滑而疾，燥热结聚较轻者。

三、少阳病证

1. 少阳病证（邪伏膜原）

> 少阳口苦又目眩，胸胁苦满喜呕烦，
> 寒热往来无食欲，咽干苔薄脉搏弦。
> （热郁少阳邪正争，小柴胡汤和解安）。

注

少阳为至阳，因为它标本都是阳，故为至阳。少阳经病证的临床表现为口苦，咽干，目眩，胸胁苦满，喜呕心烦，往来寒热，嘿嘿不欲饮食，舌苔薄白或薄黄，脉弦。是热郁少阳，邪正相争所致。治用小柴胡汤。

2. 大柴胡汤证

> 大柴少阳胆胃实，芩军芍枣姜半枳，
> 便秘微烦寒热满，呕吐不止心下急。

注

大柴胡汤（柴胡、黄芩、大黄、大枣、白芍、生姜、半夏、枳实）能解表攻里，体现了清泻胆胃的法则，用治少阳阳明合病的胆胃实热证，即大柴胡汤证，临床表现为呕吐邪犯少阳枢机不利而不止，心下急（剑突下急迫感），便秘；郁郁微烦，寒热往来，胸胁胀满等。以"呕吐不止，心下急，郁郁微烦"为辨证要点。

3. 柴胡龙骨牡蛎汤证

柴胡龙牡桂黄芩，参苓铅丹军半枣，

烦惊谵语尿不利，邪入少阳漫三焦。

注

柴胡加龙骨牡蛎汤证的临床表现为邪犯少阳，枢机不利，因伤寒误下，邪入少阳而邪气弥漫三焦，烦惊谵语，小便不利等，治当和解枢机、驱邪畅气。处方：柴胡、黄芩、人参、大黄、半夏、大枣、桂枝、茯苓、生姜、铅丹、龙牡骨、牡蛎。

四、太阴病证

太阴寒湿脾阳虚，腹满吐泻自痢甚，

腹痛不食口不渴，舌苔白腻脉缓沉，

大小建中理中汤，四逆都治虚寒证。

太阴兼表桂枝汤，脉浮便溏恶寒盛，

太阴腹痛又拒按，桂枝加芍药汤拯。

如见便秘又拒按，桂枝加大黄汤宁。

注

太阴为至阴，因为它标本都是阴，故为至阴。太阴经病证的临床表现为脾阳虚衰虚寒而寒湿不化和胃气上逆的症状：腹满而吐，泄泻，时腹自痛，口不渴，自利，食不下，舌苔白腻，脉沉缓。自利泄泻，食不下用大、小建中、理中汤，四逆汤等，都治虚寒证。太阴证便溏，恶寒盛又兼表证脉浮，用桂枝汤。太阴腹痛又拒按，用桂枝加芍药汤。如见便秘又拒按，用桂枝加大黄汤。

五、少阴病证

1. 少阴寒化证

少阴寒化肢厥冷，呕不能食下利盛，

无热恶寒但欲寐，食入即吐小便清，

反不恶寒面色赤，脉搏微细欲绝审。

阴阳格拒失温煦，脾肾阳虚失温运。

少阴寒化四逆汤，无热恶寒欲寐冷，

身热面赤不恶寒，下痢清谷虚寒证。

阳虚水肿真武汤，关节痛痹附子证。

注

少阴寒化证则见四肢厥冷，呕不能食，下利盛，无热恶寒，但欲寐，食入即吐，小便清，反不恶寒，面色赤，脉搏微细欲绝。阴阳格拒失温煦，脾肾阳虚失温运。

少阴寒化证症见：①阴阳格拒的见症（阳浮则面赤，阳浮于外则身热反不恶寒）；②阳虚失于温煦的见症（无热恶寒，神疲多寐但处于似睡非睡的但欲寐状态，四肢厥冷，小便清长，脉微细欲绝）；③肾阳虚致脾阳虚而脾失温运的见症（下利盛即下痢清谷，呕不能食，或食入即吐）之三方面症状。少阴寒化证治用四逆汤辈。少阴寒化证见无热恶寒，但欲寐，四肢厥冷，身热、面赤而不恶寒，下痢清谷的虚寒证，用四逆汤。阳虚水肿用真武汤，关节痛痹用附子汤。

2. 少阴热化证

> 少阴热化失眠烦，咽痛生疮口咽干，
> 舌尖红赤脉细数，里虚热兼痰浊犯。
> 少阳热化连阿胶，阴虚心烦又失眠，
> 栀子豉汤欲不眠，火因水虚阴火犯。

注

少阴热化证的病机是阴虚火旺（水亏火旺），其性质为里虚热证。其临床表现为心烦失眠，虚热与痰浊互结则咽痛或咽中生疮，口燥咽干，舌尖红赤，脉细数。里虚热兼痰浊为患。少阳热化证见阴虚，心烦失眠，用黄连阿胶汤。火因水虚，阴火不眠，用栀子豉汤。

六、厥阴病证

> 厥阴消渴气冲心，心中疼热不食饮，
> 食则吐蛔阴阳峙，寒热错杂是病根。
> 邪陷厥阴肺炎证，麻疹逆证痄重证。
> 乌梅消渴气撞心，心中疼热饥不食。
> 手足厥寒脉细绝，当归四逆汤可使。

注

厥阴病证的病机是寒热错杂，阴阳对峙（故治厥阴病宜寒热并用）。其临床表现为消渴，气上冲心，心中疼热（诸症示阳并于上）；饥而不欲食饮，食则吐蛔（诸证示阴并于下）。在小儿若邪陷厥阴可见于肺炎喘嗽的变证，麻疹的逆证和痄腮的重证。消渴，气上撞心，心中疼热，饥不欲食，用乌梅丸。手足厥冷，肢冷畏寒，脉微细欲绝，用当归四逆汤。

七、六经病的传变

> 六经病证的传变，直中合并传经患，
> 循经越经表里传，熟悉各经病可辨。
> 直中径犯三阴经，合病两三经同患，
> 并病患他此未愈，循经传按六经传，
> 越经传隔一两经，表里传者极易鉴。

注

六经病的传变有直中，合病，并病，传经诸类型。"直中"是指病邪初发时不从三阳经传入，而径中阴经，表现出三阴经的证候。如卫分证直接入营分，谓逆传心包的直中。"合病"是指两经或三经之病同时患上的情况。并病是此经未愈，又患他经的病，使得两经病证一齐出现。

"传经"是指一经之证未愈，又见传患他经的病证。传经病变分为循经传，越经传和表里传。"传经"指病邪从外侵入，逐渐向里传播，由这一经的证候转变为另一经的证候。"循经传"是按六经的次序相传即"太阳→阳明→少阳→太阴→少阴→厥阴"。另一种说法是"太阳→少阳→阳明→太阴→厥阴→少阴"的顺序相传。"越经传"是不按上述循经次序，而是隔一经或两经相传。如太阳病不愈，不传少阳，而传阳明，或传太阴。发生"越经传"多因病邪盛，正气虚所致。"表里传"是按互为表里的经脉相传，如太阳与少阴互为表里，由太阳传入少阴。学习者只要熟悉各经病证，即可辨证。

第四节 卫气营血辨证

温病卫气营血辨，推测病位之深浅，
病势轻重与缓急，正邪盛衰预后鉴。

注

温病辨证是辨卫气营血，以推测病位的深浅，病势的轻重与缓急，邪正盛衰及预后。

1. 卫分证候

卫分表热证候见，发热微微恶风寒，
头痛舌红脉浮数，喉痛咳嗽口微干，
病位在肺与皮毛，桑菊桑杏银翘散。

注

卫分证的病机为风热袭表，肺卫失宣。属发热证。吴鞠通提出在治湿温病初起在气分的证候应禁三点：禁下，禁汗，禁滋润。表就是上焦，就是外，就是肺卫。卫分证表热证候，见发热，微微恶风寒，头痛舌尖边红，脉浮数，喉痛，咳嗽，口微干。病位在肺与皮毛，用桑菊饮、桑杏汤或银翘散。

2. 气分证候

气分发热不恶寒，里热伤津口渴干，
舌红苔黄脉搏数，胸膈肺胃与肠胆。

气分里热为实证，大热渴汗脉洪大，
热结肠胃痞满坚，苔黄尿赤又泄下。

注

气分证较卫分证更深一层，表现为发热不恶寒。里热证多已伤津，故口渴干燥较甚，舌红苔黄，脉数有力，病位在胸膈、肺、胃、肠、胆等脏腑。气分表现为里热实证：大热、大渴、大汗、脉洪大，热结肠胃痞满燥坚，苔黄、尿赤、泄泻。常见的有热邪壅肺，热扰胸膈，热在肺胃，热迫大肠等类型。

气分邪热壅肺喘，麻杏石甘汤可煎，
舌红苔黄脉滑数，身热胸痛咳稠痰。
热扰胸膈气分证，栀子豉汤竹膏安，
坐卧不安身发热，失眠口渴心热烦。
肺胃气分热出汗，白虎汤方解危难，
内热脉数苔黄燥，喘急口渴胸闷烦。
气分热迫大肠证，烦渴痞满导赤承，
谵语苔黄脉沉数，便秘热结旁流证。

注

气分属邪热壅肺证则气喘，舌红苔黄，脉滑数，身热胸痛，咳吐稠痰，用麻杏石甘汤。气分属热扰胸膈证，见坐卧不安，身发热，失眠，口渴，心中烦热，用栀子豉汤或竹叶石膏汤。气分属肺胃热证者则出汗，内热盛，脉数，舌苔黄燥，气喘气急，口渴，胸闷心烦，用白虎汤。气分属热迫大肠证，则心烦口渴，胸腹痞满，神昏谵语，苔黄，脉沉数，便秘，热结旁流，用导赤散或承气汤。

下为简诀：

> 气分邪热壅肺喘，痛咳麻杏石甘汤。
> 气分热扰胸膈证，竹膏栀子豆豉汤。
> 肺胃气分热出汗，喘渴热烦白虎汤。
> 气分热迫大肠证，便秘谵语承气汤。

3. 营分证候

> 营分身热夜犹甚，心烦失眠谵语昏，
> 口渴不甚脉细数，舌质红绛斑疹隐，
> 病位在心与包络，正气虚弱津液损，
> 热灼营阴扰心神，清营犀地与清营，
> 清宫送服宫黄丸，或送紫雪至宝拯。

注

营分证则身热，夜晚犹甚，心烦失眠，谵语神昏，口渴不甚，脉细数，舌质红绛，斑疹隐隐。

营分证的病位在心与包络，因正气虚弱、津液受损，热灼营阴，扰乱心神。营分证候症见：①热灼营阴的见症（全身灼热，以夜晚发热更甚，即身热夜甚不是太严重，比阳明经证的口大渴和气分证的口渴为轻）；②热扰心神的见症（心烦不寐，神志错乱甚则神昏谵语，斑疹隐现，舌质红绛，脉细数），以此二者为诊断依据。热灼营阴者用清营汤治之，热扰心神者用犀角地黄汤治之。"入营犹可透热转气"，即在治温邪入营分之证时，应在清营解毒养阴的前提下采取清而兼透之法，以退营分邪热。

4. 血分证候

1）血分实热证

> 血分出血昏谵狂，抽搐窜视颈项强，
> 血热扰心热生风，烦热躁扰斑疹望，
> 牙关紧闭脉弦数，角弓反张舌紫绛。
> 血分营分实热证，羚角钩藤清营汤。

注

血分实热证兼见营分证候。辨证以血热扰心（心烦身热夜甚，躁扰神昏，昏狂，谵妄），热极生风（抽搐，颈项强直，角弓反张，窜视，牙关紧闭，脉弦数）和迫血妄行的血证（斑疹透露，其色或紫或黑，吐衄，便血，尿血，舌质深绛或紫）等。血分实热证以与出血或动风症状共见为诊断依据。血分营分实热证用羚羊钩藤饮或清营汤。

2）血分虚热证

> 血分虚热五心烦，消瘦低热口咽干，
> 暮热朝凉脉虚细，热退无汗疲乏倦，
> 手足蠕动或瘛疭，耳聋舌上津液干。
> 肝肾阴亏虚风动，黄连阿胶汤可餐。

注

血分虚热证症见：①邪留阴分的症状（发热，暮热早凉，热退无汗）；②肝肾阴亏的症状（持续性低热不退，五心烦热，口干咽燥，舌上少津，耳聋，神疲困倦，形体消瘦，脉虚细）；③虚风内动的症状（手足蠕动或瘛疭），以此三者为辨证依据。

提示：温热病按从卫→气→营→血的传变是指一般规律。因感邪轻重或体质因素的不同，可见重叠病变、交叉病变、逆传和直中等情况。所谓重叠病变（并病）是指气营或气血两燔。逆传是指温邪自肺卫直接陷入心包营分的过程。直中是指温邪先不犯肺卫而直犯气分、营分或血分阶段的传变方式。

学习者在熟练掌握卫气营血各证的症状之后，对辨识诸般复杂情况就有了坚实的基础。

第五节 三 焦 辨 证

一、上焦病证

> 上焦风温湿温犯，发热微微恶风寒，
> 寸脉独大脉浮数，口渴咳嗽又自汗。
> 邪犯肺卫桑菊饮，邪犯肺卫银翘散。
> 轻证只咳热不重，重证热渴不恶寒。
> 温邪逆传入心包，身体灼热神昏谵，
> 舌质红绛肢厥冷，昏愦不语舌头謇。
> 邪热壅肺麻杏石，湿热阻肺三仁汤。
> 热陷心包清宫汤，宫黄至宝紫雪良。
> 湿蒙心包菖郁金，苏合香丸至宝当。

注

上焦病证的病位在肺卫。外感风温、湿温侵犯肺卫，症见发热、微微恶风寒，两寸脉独大、脉浮数，口渴，咳嗽，自汗。邪犯肺卫用桑菊饮，或银翘散。轻证只咳热不重，重证发热口渴不恶寒。温邪侵犯上焦逆传入心包，身体灼热，神昏谵语，舌质红绛，四肢厥冷，昏愦不语，舌头謇涩。邪热壅肺用麻杏石甘汤。湿热阻肺用三仁汤。热陷心包用清宫汤，送服安宫牛黄丸、至宝丹或紫雪丹。湿蒙心包用苏合香丸至宝丹加石菖蒲，郁金。

二、中焦阳明燥热证（脾胃大肠）

> 中焦阳明燥热结，口干唇裂面红赤，
> 苔黄焦黑又燥裂，身热腹满大便秘，
> 呼吸气粗脉沉涩，脉搏沉迟而有力。
> 燥热炽盛热伤阴，腹满燥热便秘疾。
> 阳明热盛白虎汤，阳明热调胃承气，
> 湿热中阻连朴饮，枳实导滞实热积。

注

温病自上焦顺传至中焦，则见足阳明胃和足太阴脾之证候。中焦阳明燥热证（两个大盗：热，高热，燥热；伤津，伤阴，而便秘）症见：①燥热炽盛的症状（身热，面红目赤，呼吸气粗）；②燥热伤阴的症状（口燥咽干，唇舌焦裂，舌苔黄或焦黑燥裂，脉沉涩或沉迟有力）；③燥热结实的症状（腹满便秘），以此三者为诊断依据。阳明热盛用白虎汤，阳明热盛还可用调胃承气汤。湿热中阻用连朴饮。实热积滞用枳实导滞丸。

三、中焦太阴湿热病证

中焦太阴湿热酿，头胀身重脸淡黄，
身热不扬尿不利，胸闷便溏便不爽，
脘痞呕恶不知饿，脉细濡数舌苔黄。
湿热蕴蒸脾受困，甘露消毒效优良。

注

中焦病证为太阴湿热证可见湿热蕴蒸的见症（身热不扬，面色淡黄，头胀身重，舌苔黄腻，脉细或濡数）和湿热困脾（湿热蕴蒸脾受困）的见症（胸闷不饥，脘痞呕恶，大便溏泄或大便不爽，小便不利）。用甘露消毒丹化裁治之。

四、下焦病证（下焦肝肾）

下焦肾阴欲竭证，舌绛无苔又少津，
身热不退口舌干，手心比手背热甚，
神疲耳聋脉虚大，手足蠕动瘛疭频，
心中谵谵大动倦，既见阴亏失濡润，
还见虚热内扰患，加减复脉左归饮。

注

下焦肾阴欲竭证，症见舌质红绛，无苔少津，身热不退，口舌干，手足心比手足背热甚，精神疲乏，耳聋，脉虚大，手足蠕动、瘛疭频频，心中谵谵大动，体倦，既见阴精亏损，失去濡润，还见虚热内扰所患。温病之邪劫灼下焦，阴液耗损则肝肾受损，下焦常见肾阴欲竭证和肝风内动的证候。肾阴欲竭证可见虚热内扰的症状（身热不退即长期低热不退，手足心热甚过手足背）和阴亏失润的见症（神疲，耳聋，舌红绛无苔少津，口舌干燥，脉虚大无力）。治用加减复脉汤或左归饮。

五、下焦肝虚风动证

下焦肝虚风内动，手足蠕动或瘛疭，
神倦脉虚时欲脱，舌绛少苔憺大动。
水不涵木不济心，三甲复脉大定风。

注

阴精枯竭，水不涵木则手足蠕动或瘛疭。水不济心则有心中憺憺大动，有时时欲脱之象。舌绛少苔及神倦脉虚皆为阴精耗竭所致。治用三甲复脉肠或大定风珠化裁。

顺传与逆传概念：

三焦顺传上中下，疾病从轻再从重，
逆传肺卫传心包，邪热炽盛病情重。

注

三焦病证的三焦顺传上中下，疾病从轻再从重则逆传肺卫传心包，邪热炽盛者病情较重。非一般规律的传变请自看《中医诊断学》高等教材。

第八章 中医诊断思维与方法

一、中医诊断基本思维

> 中医诊断四诊全，边诊边断诊为断，
> 病因病机病性位，诊思想启相贯穿，
> 抽象形象灵感思，比类分类归纳演，
> 反证模糊判断法，疑难疑似危重断。
> 准确果断迅速思，诊治共举急救先。
> 重视主症全面析，把握特征是关键。
> 确定鉴别审主症，围绕主症询诊辨，
> 主症病位性机名，完整规范证名断。

注

中医诊断必须收集好"四诊"的全面准确资料，边诊边断，诊是为了断，仔细考虑这些症状或体征可能的病因、病机、病性和病位，诊察、思考、联想、启发互相贯穿，充分发挥中医的抽象思维、形象思维、灵感思维等，如中医的"揆度奇恒"、"司外揣内"、"援物比类"、"假物取譬"、"辨证求因"等不同的思维方法。

中医诊断的基本思维方法包括比较、类比、分类、归纳、演绎、反证、模糊判断法等，还可用特殊思维方法去判断疑难杂症、怪病奇症，疑似病证，可采用经验再现、书案联思、线索追溯、病因阔举，经典语示，经方联悟，现代科学知识的融思等思维方法，进行高效准确地辨证。危急重症的诊断，应准确、果断、迅速思考，注意诊治共施，急救为先。首先重视主症，全面分析，把握疾病特征是关键。

确定主症、鉴别主症、详审主症特征，围绕主症进行询查、诊病和辨证，抓住主症落实病位、分辨病性、阐释病机、确定证名，提出完整而规范的证名诊断。

二、辨证思路与方法

1. 辨证诸法的关系

> 八纲病位病性前，脏腑经络空间辨，
> 六经卫营三焦时，六淫虫食邪气鉴，
> 气血津液阴阳损，正气失常看表现。

注

八纲以辨别目前（现阶段）的病位为纲，以辨病性为具体内容。脏腑、经络辨证主要从"空间"位置上辨别病变所在的脏腑和经络。六经辨证、卫气营血辨证、三焦辨证则主要是从"时间"上辨清病情的不通阶段与层次。六淫、虫、食等用于区分邪气侵袭所致之病。气血、津液、阴阳虚损等用于分析其病变导致正气失常的变化表现。各种辨证方法之间的关系密切，应综合分析，整体辨证。

2. 证素辨证

> 证的要素病位性，病理本质构成证。
> 最小诊断之单元，证候证素成证名。
> 证素符合中医理，治法方药由此定。
> 证名病位病性成。证素二十常见名。
> 心神心肺脾肝肾，胃胆小大膀宫精，
> 胸膈少腹表半里，经络肌肤筋骨等。
> 证素概念三十三，风寒暑湿燥火痰，
> 饮水虫食脓气滞闭，瘀热血寒气虚陷，
> 气脱不固血阴虚，亡阴亡阳和阳虚，
> 精髓亏虚津液亏，阳浮阳亢动风具，
> 动血和毒证素分，六十余证古今区。

注

证的要素叫证素，中医要辨病位（如在脾、还是在肝有病？）和病性（如属气虚，痰，瘀？何者为病？）。证素是通过对证候的辨识而确定病理本质，而构成证名。故一个完整、规范的证名必须由病位证素和病性证候构成。因此，证素是最小的诊断单元（如气虚、肺）。故当根据证候，辨别证素，确定证名。

证素必须与整个中医学的理论体系相对应而确定相应的治法和方药。常见证素有 20 项：心神、心、肺、脾、肝、肾、胃、胆、小肠、大肠、膀胱、胞宫、精室、胸膈、少腹、表、半表半里、经络、肌肤、筋骨。

病性证素概念古今提出 60 余项，《新世纪第三版》教材规范出了病性证素 33 项：风、寒、暑、湿、燥、火、痰、饮、水停、虫积、食积、脓、气滞、气闭、血瘀、血热、血虚、气虚、气陷、气脱、气不固、血虚、阴虚、亡阴、亡阳、阳虚、精髓亏虚、津液亏虚、阳浮、阳亢、动风、动血、毒等证素以区分。

第九章 中医医案与病历书写

一、诊断

> 诊断名称应确切，主病在前次病后，
> 主病后写并发症，伴发病写在最后，
> 诊断应有因剖功，难定疾病"?"加后。
> 难查病因形态功，待诊待留记录留。
> 入院诊断写初步，写在病历中线右。
> 注明记录的日期，主治师写入院诊。
> 入院诊与初诊同，上级医师只签名。
> 修正诊断可补遗，待诊初诊入院诊，
> 不完善或不符合，修正医师签时名。
> 初诊师写右下角，审核师名左侧正。

注

建议：参见本套《西医诊断学四易歌诀》相关内容。

诊断出的疾病名称的记录应确切，主病记在前、次病在后，主病后写并发症，伴发病写在最后，诊断应有病因诊断，病理解剖部位诊断和功能诊断，难定疾病加"?"在后面。难查清病因、难判定形态和功能的疾病后，要写明"待诊或待查"类字样。待留记录等。

入院诊断都写为初步诊断，写在病历或入院记录的中线的右侧。注明记录的日期，主治医师写入院诊断。如果是主治医师本人写病历，可直接写成"入院诊断"。

入院诊断与初步诊断相同时，上级医师只需在病历上签名即可作为"入院诊断"，而不需重复写"入院诊断"了。

修正诊断可补遗，待诊、初诊、入院诊，不完善或不符合者由修正医师签时间签全名。初诊医师名写在右下角，审核师名写在左侧正中。两医师的名字以斜线相隔开。以上各医师应签全名或盖章。

二、住院期间常用医疗文书

1. 入院记录

> 入院记录同病历，主诉现病既往史，
> 简明扼要重点突，住院医师一天记，
> 系统回顾可不写，家自经史体检记。

注

入院记录在原则上要求与病历相同，其主诉、现病史、既往史与住院病历相同，由住院医师24小时内完成。简明扼要、重点突出，住院医师要在一天内完成记录，系统回顾可不写，但对家族史、自己个人史、月经史和体格检查要作扼要简明的记录。

2. 再次住院记录 24 小时内、入院记录，出院记录或 24 小时内入院死亡记录

（要注明本次为第几次住院）

> 旧病复发再入院，上次本次记录入，
> 上次作为既往史，此为第几次记入，
> 上次本次病变化，旧病新病详细录。
> 无论死亡出入院，二十四小时记录，
> 不足一天算一天，医师签写全名入。
> 患者名性龄婚地，民族职业单位址，
> 病史提供相关人，入院时间和日期，
> 主诉入院的情况，入诊治疗经过史，
> 各种特殊检查号，结果病情体征史，
> 好转痊愈或无效，恶化并发病后遗，
> 出院诊断住久暂，出院时间医嘱止。
> 死亡写上入院情，患者体检简病史，
> 入院诊断与检查，治疗经过有哪些，
> 病情转危过程因，抢救经过和措施，
> 死亡时间和原因，死亡诊断签名记。

注

旧病复发再次入院，上次的病历和本次的病历都要摘录入记录中，上次作为既往史要注明参阅前病历和病历号，此次为第几次住院也要记录入病历，上次与本次病的变化，旧病和新病都要详细记录。无论死亡记录或出、入院记录，都要在 24 小时内写毕，不足一天者可写为一天；如入院不足 24 小时死亡者，也可写成 24 小时，医师要签全名。

患者姓名、性别、年龄、婚姻、出生地、民族、职业、工作单位地址，病史提供者相关人与患者的关系，入院时间和日期，主诉入院的情况，入院诊断和治疗经过史，各种特殊检查及检查号，检查结果，病情，体征史，好转、痊愈或无效，恶化并发病及后遗症，出院诊断，住院久暂，出院时间、出院医嘱等都要记录全面清楚。

若患者死亡，死亡记录中要写上入院情况，患者体检和简要的病史，入院诊断与检查，治疗经过有哪些，病情转危的过程和原因，抢救经过和措施，死亡时间和原因，死亡诊断。死亡记录医师应签全名。

三、住院病程记录

1. 一般记录

> 一天一次病程记，写明日期签名记，
> 重病及时写时间，术后连续三天记，
> 病稳三天记一次，五天慢恢记一次。
> 记录整个住院期，自觉症状饮食眠，
> 二便情绪心理态，症状体征病情变，
> 各项检查新发现，结果分析与评判。
> 诊疗操作安起搏，穿刺造影镜导管。

　　　　入院之时初诊断，补充修正修改点。
　　　　治疗用药之理由，用药反应医嘱变，
　　　　上级医师查房记，会诊综合记意见，
　　　　住院时长病情转，一月小结为阶段，
　　　　患方希望和意见，记录签名写时间。

注

　　病程记录一般每天记录一次，写明记录的日期，记录医师要签名，危重病要随时、及时记录并写明时间，手术后的患者应连续记录 3 天，病情稳定后可以隔 3 天记一次，慢性病患者病情稳定或恢复期患者可隔 5 天记录一天。

　　记录整个住院期间，自觉症状、饮食、睡眠、二便、情绪、心理状态、症状、体征等病情变化，各项检查结果和有何新发现病情，对这些结果的分析与评价、判断等都要记录。诊疗操作，安起搏器，穿刺，造影，内镜，心导管等都要记录。

　　对入院之时的初步诊断，现在所进行的补充、修正、修改点都要记录并写明修改临床诊断的依据。治疗用药的理由，用药后的反应和医嘱的变更，上级医师查房记录，会诊综合意见记录，住院时间的长短及病情的转归。住院一月为阶段，要写阶段小结。患方的意见和希望，记录医师应要签全名，不同医师各个签名各写时间。

2. 首次病程记录

　　　　接诊师写首病录，接诊当天要写成，
　　　　患者姓名性别龄，主诉主症和体征，
　　　　检查资料初分析，明确诊断鉴别诊，
　　　　还需继续查哪些，概括重点治疗情。

注

　　接诊医师写首次病程记录，接诊医师当天下班前要写成。患者姓名、性别、年龄，主诉、主症和体征；根据检查资料进行初步分析，明确诊断和鉴别诊断，还需继续查哪些，概括病情重点、突出治疗措施和计划等。

3. 住院查房记录

　　　　三级查房必须记，上级医师对病情，
　　　　诊断鉴别诊断项，病史补充和体征，
　　　　治疗措施疗效析，疑难重症抢救情，
　　　　讨论危疑病时间，人员职称主持人，
　　　　下步诊疗的意见，都要记录入病程。

注

　　三级查房必须记录，上级医师对病情、诊断及鉴别诊断项目，病史补充和体征，治疗措施、疗效分析，疑难重症抢救情况，讨论危重病症，对诊治有困难的疑难病的时间，参加人员及其职称和主持人，下一步诊疗的意见，都要记录入病程记录里面。上级医师的查房记录必须注明上级医师的姓名和职称，并由上级医师本人审阅并签名。

4. 会诊记录

　　　　本科遇上疑难病，需要会诊写申请，

病史体征检查项，病情分析拟诊病，

主管师写主任审，会诊分析诊断情，

进一步的检查治，时间日期会诊人。

注

本科遇上疑难病，需要会诊先写申请，患者病史、体征和已做实验室和器械检查的项目资料，病情分析拟诊何病，主管师写此申请由该科科主任或主任医师签名，会诊分析及诊断情况，进一步的检查和治疗。写明会诊时间、日期及会诊人员，会诊各科医师写各自的姓名、单位并签名。标题写"X科会诊申请""请X科会诊记录""X科会诊记录"。

5. 转科记录

转出医师转出录，病程病情诊治清，

转出原因和理由，注意事项并签名。

转入记录接师写，转入病情和原因，

转入本科后体检，重要检查和问诊，

预行诊断与治疗，日期时间并签名。

注

病人需要转科治疗时，由转出医师写转出记录，可写在病程记录页目内，不需另立专项，要写清楚患者姓名、性别、年龄、病历摘要、病程、病情诊治经过、目前诊断、目前情况，转出原因和理由，注意事项并签名。

转入记录与入院记录相似，由接收转入的医师及时书写，不超过24小时写毕，要标写明"转入记录"的字样，写录入院日期、时间、患者姓名、性别、年龄。转入病情和原因，转入本科后体检，重要检查和问诊，转入后的预行诊断与治疗计划，接收转入的日期时间，并须接收医师签名。

6. 交接班记录

交接师写交记录，各自诊疗的病情，

交班记录交时写，接班一天内写成。

交班简写主病情，诊治经过目前情，

手术方式术中况，尚未实施诊疗等，

尚未检查手术项，拟行诊疗注意情。

接班录要复病历，资料询问检查明，

简明重写接诊疗，具体计划注意等。

注

交接班医师写交接班记录，各自诊疗的病情，交班记录，交班时间都要写清楚，接班记录可在24小时内写成。交班医师简写主病情况，诊断治疗经过和目前情况，手术患者的手术方式和术中情况及发现，尚未实施的诊断和治疗等，尚未检查项目及尚未手术项目，拟行诊疗注意情况。接班医师写接班记录要复习病历，复习患者相关资料，接班后要询问和体格检查的项目明确，简明扼要而重点地写明接班后的诊断、治疗等解决的意见和具体计划、注意事项等。刚入院3天的患者可不写"交班"记录。但接班医师要在接班后24小时内写出较完整仔细的病程记录。

7. 抢救记录

抢救结束6时记，病情变化时间情，
抢救时间和措施，参救医师名职称。

注

抢救结束后6小时内据实补充记录，病情变化时间和情况，抢救时间和措施，参加抢救医师的姓名和职称都要记录清楚。

8. 手术记录

重病术难新手术，甲乙特殊手术前，
拟术方式术中情，必须讨论记录全，
术前准备手术征，术前诊断小结鉴，
拟行何种手术优，方式体位路切口，
步骤术中注意项，预后麻醉术中后，
可能意外及防范，术中病变麻醉应，
皮肤消毒铺巾法，切口长度和名称，
术中发现特殊况，切除病理之标本，
标本病理送检情，起止时间姓职称，
何时记录录者名，主持（人）总结审签存。

注

做手术要有术前讨论记录，术前小结记录。麻醉记录由麻醉师写并签全名。手术记录术后病程记录，都要有记录，记录者要签日期、时间、姓名，负责手术的各科医师都要签全名。

手术前的讨论记录：此指患者病情较重需手术、手术难度较大的手术，本院最近新开展的新手术、甲类手术、乙类手术和特殊手术，必须在进行手术前的病例讨论，讨论拟术方式和术中的可能情况，并将诸内容记录签名。主持人应是科主任或具有副主任医师以上专业技术职称资格的医师主持。记录内容包括讨论日期、主持人及参讨人员的姓名、职称。

要记录对何患者施行手术，患者的姓名、性别、年龄、婚姻、床号、住院号，对此患者的术前准备情况，手术指征，术前诊断和小结要全记录，拟行何种手术最优，手术方式，手术体位，手术入路，手术切口，手术步骤，术中注意事项，预后估计，麻醉和手术中及手术后可能出现的意外及防范措施，术中病变情况，麻醉药物反应情况，皮肤消毒情况，铺巾法，手术切口部位和切口长度，切口名称，术中发现的特殊情况，切除病理的标本，标本病理送检情况，手术起止时间，开展手术日期和时间，手术中各师的姓名和职称，何时作此记录，记录者要签名、日期，记录交由主持人总结审签。

9. 门诊病历

门诊病历初复诊，重点突出要简明，
名性出生和民族，族职住址和婚姻，
过敏身份门诊号，地址电话陪伴人，
难确诊者写"待查"，收入院查或会诊，
急诊年月日时分，血压呼吸脉搏温，
急诊观察写记录，意识状态抢救等。

参救师名职称务，死亡日期时间清，
死亡原因的诊断，写清记录签全名。
如属法定传染病，注明疫情报告情，
门诊字迹要清晰，入院填写住院证。

注

门诊病历要写明初诊还是复诊，要重点突出、简明，写明姓名、性别、出生日期、民族、职业、住址、婚姻、药物过敏史、身份证号、门诊号，地址、电话及陪伴人。难确诊者写"待查"，收入院后检查或会诊。急诊要写年月日时分，血压、呼吸、脉搏、体温，急诊观察要写记录（叫"观察病历"），意识状态、抢救措施和抢救经过，参加抢救人员等等。死亡病历对参加抢救医师姓名、职称职务，死亡日期及时间要写清楚，死亡原因的诊断，写清记录并签全名。如属法定传染病，注明疫情报告情况，门诊病历的字迹清晰，入院要填写住院证。

10. 初诊病历

初诊封面写名性，族职住址和婚姻，
电话药物过敏史，初诊急诊时间清，
主诉主症现病史，体检体征阳阴性，
实验特检会诊录，初步诊断何病名，
不能确诊加问号，警示复诊注意情。
处方治疗分行写，药名剂总量用准。
再需检查或建议，医嘱医生签全名。

注

初诊病历的封面要写姓名、性别、民族、职业、住址、婚姻、电话、药物过敏史等。初诊、急诊的时间要写清楚，患者写明日期。急诊患者要写明年、月、日、时、分。初诊病历应写明主诉、主症、现病史、既往史（过去病史，个人史和家族史），体检、体征的阴性、阳性及有助于鉴别诊断的阴性体征，实验室检查、特殊检查或会诊记录，初步诊断何病名，不能确诊加问号，警示复诊师应注意的病情。处方治疗要分行写明，药品名称、剂量、总量、用法等要写准确。再需检查或建议及医嘱，医生要签全名。

11. 复诊病历

复诊日期和时间，初诊后病情变化，
体检记前阳性征，现在新阳性发现，
前治效果药物情，补充检查项目点，
三次不能确诊者，上级医师会诊鉴，
会诊意见时间记，诊断不变记不变，
处理措施同初诊，特检修正了诊断，
记录补充应写清，医师录者全名签。

注

复诊日期和时间，初诊之后的病情变化，体检记录前次的阳性体征，现在有新发现的阳性体征，前次治疗效果和使用药物情况，补充检查项目有哪些新发现，三次不能确诊者，接诊医师应请上级医师会诊鉴别，会诊意见及时间要记录，对病情的诊断不改变则记录的原病情不变，处理措施同初诊。若特殊检查等修正了初次诊断，记录补充应写清，主管医师和记录者都要全签名。